Pothmann

Therapie-Tools
Soziale Kompetenz für Kinder

E-Book inside + Arbeitsmaterial

Mit dem untenstehenden Download-Code erhalten Sie die PDF-Version dieses Buches inkl. aller Arbeitsmaterialien.

So laden Sie Ihr E-Book inside herunter:

1. Öffnen Sie die Website: http://www.beltz.de/ebookinside
2. Geben Sie den untenstehenden Download-Code ein und füllen Sie das Formular aus.
3. Mit dem Klick auf den Button am Ende des Formulars erhalten Sie Ihren persönlichen Download-Link.
4. Der Code ist nur einmal gültig. Bitte speichern Sie die Datei auf Ihrem Computer.
5. Beachten Sie bitte, dass es sich bei Ihrem Download um eine Einzelnutzerlizenz handelt. Das E-Book ist für Ihren persönlichen Gebrauch bestimmt.
6. Als Institution mit mehreren Nutzer:innen erhalten Sie mehr Infos zur Materialnutzung über psychotherapie.tools mit einer Mail an vertrieb-psychotherapie.tools@beltz.de

Download-Code

6HK3BVKMT9

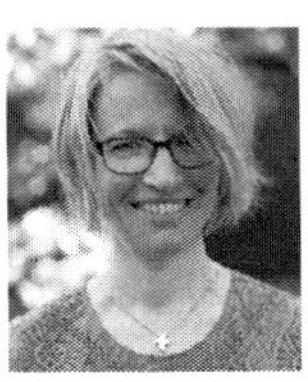

Dr. Marion Schmitman gen. Pothmann, Dipl.-Psych., Kinder- und Jugendlichenpsychotherapeutin (VT), Familientherapeutin, Schematherapeutin (CA-AV), hat die Kinder- und Jugendpsychiatrie der Klinik Hochried in Murnau mit aufgebaut und in einer ärztlich-psychologischen Doppelspitze geleitet. Heute ist sie in eigener psychotherapeutischer Praxis für junge Menschen in Hamburg niedergelassen und auch als Dozentin und Supervisorin tätig.

Marion Pothmann

Therapie-Tools Soziale Kompetenz für Kinder

Mit E-Book inside und Arbeitsmaterial

BELTZ

Dr. Marion Schmitman gen. Pothmann, Dipl.-Psych.
Psychotherapeutische Praxis für Kinder und Jugendliche
Großer Burstah 53
20457 Hamburg
praxis-pothmann.de

FSC www.fsc.org MIX Papier | Fördert gute Waldnutzung FSC® C089473

Dieses Buch ist erhältlich als:
ISBN 978-3-621-29069-2 Print
ISBN 978-3-621-29070-8 E-Book (PDF)

1. Auflage 2024

Lektorat: Andrea Glomb
Umschlagbild: Lina Oberdorfer
Illustrationen: A.M.; Getty Images (s. Bildnachweis)
Herstellung: Victoria Larson
Satz: WMTP Wendt-Media Text-Processing GmbH
Druck und Bindung: Beltz Grafische Betriebe, Bad Langensalza
Beltz Grafische Betriebe ist ein klimaneutrales Unternehmen (ID 15985-2104-100).
Printed in Germany

Weitere Informationen zu unseren Autor:innen und Titeln finden Sie unter: www.beltz.de

Inhalt

Verzeichnis der Arbeits- und Informationsblätter

Vorwort

Einen verborgenen Schatz heben: Dies können wir tun, indem wir soziale Kompetenzen im Kindesalter fördern. Ein Thema, das aktueller und bedeutsamer, ja wichtiger und sinnvoller ist als je zuvor.

Nicht nur globale Krisen erschüttern unsere sozialen Gefüge, machen Angst und führen dazu, dass Menschen sich verzagt zurückziehen – auch unsere Gesellschaft selbst verändert sich: Wohlstand plus fortschreitende Digitalisierung sowie die wachsende mediale Vielfalt an Informations- und Entscheidungsmöglichkeiten nähren die Illusion, dass wir »alleine klarkommen« und reales menschliches Miteinander nicht mehr unbedingt brauchen. Mich überzeugen die Gedanken von Sacks (2020), der neben dem umweltbezogenen Klimawandel eine Art kulturellen Klimawandel hin vom »Wir zum Ich« beschreibt: Menschen verbringen immer mehr Zeit alleine, entfremden sich und verlieren dadurch real gelebte, aufbauende stärkende Verbundenheit und wichtige Übungsfelder zum Aufbau sozialer Kompetenzen.

Und während es alleine kurzfristig einfacher erscheint, leiden Menschen sehr darunter, isoliert zu sein. Ich glaube, es ist ein, vielleicht sogar *der* Wunsch, der fast alle Menschen tief im Herzen verbindet: geliebt und gesehen zu werden, so wie wir sind!

Dieses Streben nach gutem, gelingendem Miteinander liegt tief verankert in der Natur des Menschen. Schon Aristoteles beschreibt den »Zoon politikon«, ein soziales Wesen, das Gemeinschaft bildet und auf Gemeinschaft angelegt ist (Susemihl, 1929). Bereits alttestamentarische Schriften verweisen darauf, dass »es nicht gut ist, dass der Mensch alleine ist« (1. Mose 2,18).

Kinder brauchen gesunde soziale Beziehungen, die Halt, Vertrauen und Nähe auch in Krisenzeiten geben und Zuversicht fürs Leben stiften. Ich danke meiner Familie und meinen jahrzehntelang begleitenden Freundinnen aus tiefstem Herzen: Ihr lasst mich all das und unendlich viel mehr erleben. Was wäre ich ohne euch?

Kinder wachsen über sich hinaus, wenn andere Menschen ihre verborgenen Schätze entdecken und sie ermutigen, ihre wunderbaren Fähigkeiten zu entwickeln. Ich durfte solche Menschen im MBK, aber auch in meinen ersten Arbeitsstellen in Jerusalem und Murnau erleben und danke euch so sehr für alles, was ihr mir zugetraut habt.

Kinder brauchen Wegbegleiter, die Wege ebnen und Türen öffnen. Ich danke Bernd Hippler und Peter Graaf für Vermittlung, Frau Glomb von Beltz für die so angenehme und konstruktive Zusammenarbeit. Meiner ehemaligen Lieblingsmitbewohnerin für tolle Illustrationen, Gernot für Inspirationen, Sophie fürs Lesen und Thomas für Zeit. Und: Ich danke allen Kindern, deren Wege ich begleiten darf. Es ist so schön, wachsen zu sehen, was in euch steckt! Gerade in meinen Kindergruppen staune ich immer wieder, wie schnell die Förderung sozialer Kompetenzen Früchte trägt und Kinder sofort voneinander profitieren.

Das Gute an besagtem »kulturellen Klimawandel«: Er kann jederzeit umgekehrt bzw. zurückverwandelt werden. Und zwar schon im Kleinen, direkt im Hier und Jetzt: Bereits ein Lächeln, ein freundliches Wort, die Sorge für eine andere Person, eine tatkräftige Hilfe, geteiltes Leid, Übernahme von Verantwortung, Ehrenamt, geschenktes Vertrauen und auch die Förderung sozialer Kompetenzen – all dies verbessert unser soziales Miteinander und damit unser kulturelles Klima.

Einen verborgenen Schatz heben – das begeistert und lohnt sich. Ich wünsche Ihnen Freude beim Suchen und Finden!

Hamburg, im Herbst 2023 *Marion Pothmann*

1 Einleitung: Die Relevanz der sozialen Kompetenz im Kindesalter

Ein wichtiger Schlüssel für ein gesundes, sinnerfülltes Leben liegt in tragenden, stabilen und sicheren gegenseitigen Beziehungen, die zu den wichtigsten Resilienzfaktoren für eine gute psychosoziale Entwicklung von Kindern und Jugendlichen gehören.

- Ein Kind mit einem haltgebenden, förderlichen sozialen Netz erlebt sich im Miteinander frei, zugehörig, gesehen, in seinen Kompetenzen geschätzt und als Mensch geliebt.
- Das Kind entwickelt sich ungehindert, sodass ein gesunder Selbstwert entsteht. In Krisenzeiten kann es auf Unterstützung zurückgreifen.
- Im gleichen Zuge bringt es sich mit seinen eigenen Fähigkeiten selbstwirksam und gewinnbringend in die Beziehungen ein, unterstützt andere und entdeckt darin identitätsstiftenden Lebenssinn und Lebensfreude.
- Wichtige Grundbedürfnisse sind befriedigt.

Wichtig

Tragende gesunde soziale Netzwerke, in denen Menschen fürsorglich füreinander da sind und sich durch ihre Gegenseitigkeit ergänzen, sind nicht nur für die psychosoziale Entwicklung einzelner Menschen wertvoll, sondern auch natürliche Grundvoraussetzung für das Funktionieren von Gesellschaft und Demokratie.

1.1 Ausgangslage: soziale Verunsicherung

Menschen fühlen sich zunehmend verunsichert. Krisen und Konflikte erschüttern uns, egal ob sie im »großen« Weltgeschehen oder im ganz »kleinen« persönlichen Rahmen geschehen. Konfrontiert mit neuen, oft beängstigenden Situationen können Menschen nicht mehr auf Erfahrungen zurückgreifen, wissen nicht, wie sie reagieren können und fühlen sich sozial verunsichert. Die Gründe dafür sind vielseitig.

Was Kinder verunsichert

- Verletzende Erfahrungen: Ausgrenzung, Ignoranz, Mobbing, körperliche Verletzungen, Intrigen und Beschämungen verletzen Kinder. Sie fühlen sich dem hilflos ausgeliefert.
- Ängstliche Eltern: Kinder lernen von ihren Eltern. Unsicherheit, Skepsis und Misstrauen überträgt sich von den Erwachsenen auf die Kinder.
- Wenig reale soziale Kontakte: Wenn Kinder zu viel Zeit in der virtuellen Welt verbringen, verlieren sie ihr »Übungsfeld«, um soziale Kompetenzen weiterzuentwickeln.
- Krisen: Konflikte, Krankheiten und Kriege machen Kindern Angst, sie spüren die Anspannung ihrer Umgebung und geraten in Unruhe.
- Persönliche Eigenschaften: Hohe Wahrnehmungsfähigkeit, Introvertiertheit (Jung, 1921), Impulsivität, ruhiges Temperament und eine schwache Begabung können soziale Unsicherheit befördern.

Als Reaktion auf soziale Verunsicherung entsteht oft ein Kreislauf der Entfremdung, der zum Teufelskreis werden kann. Ziel der Stärkung von sozialen Fertigkeiten ist das Verlassen dieses Kreislaufes durch die Stärkung von Verbundenheit.

Verunsicherte Menschen brauchen Sicherheit. Sie nutzen also (meist vermeidende) Verhaltensweisen, die ihnen helfen, sich möglichst schnell und effektiv wieder besser und sicherer zu fühlen. Während solches Verhalten kurzfristig Entlastung bringt, kann es langfristig jedoch der Einstieg zu einem Kreislauf der Entfremdung sein, den wir als Therapeut:innen kennen und offenlegen sollten.

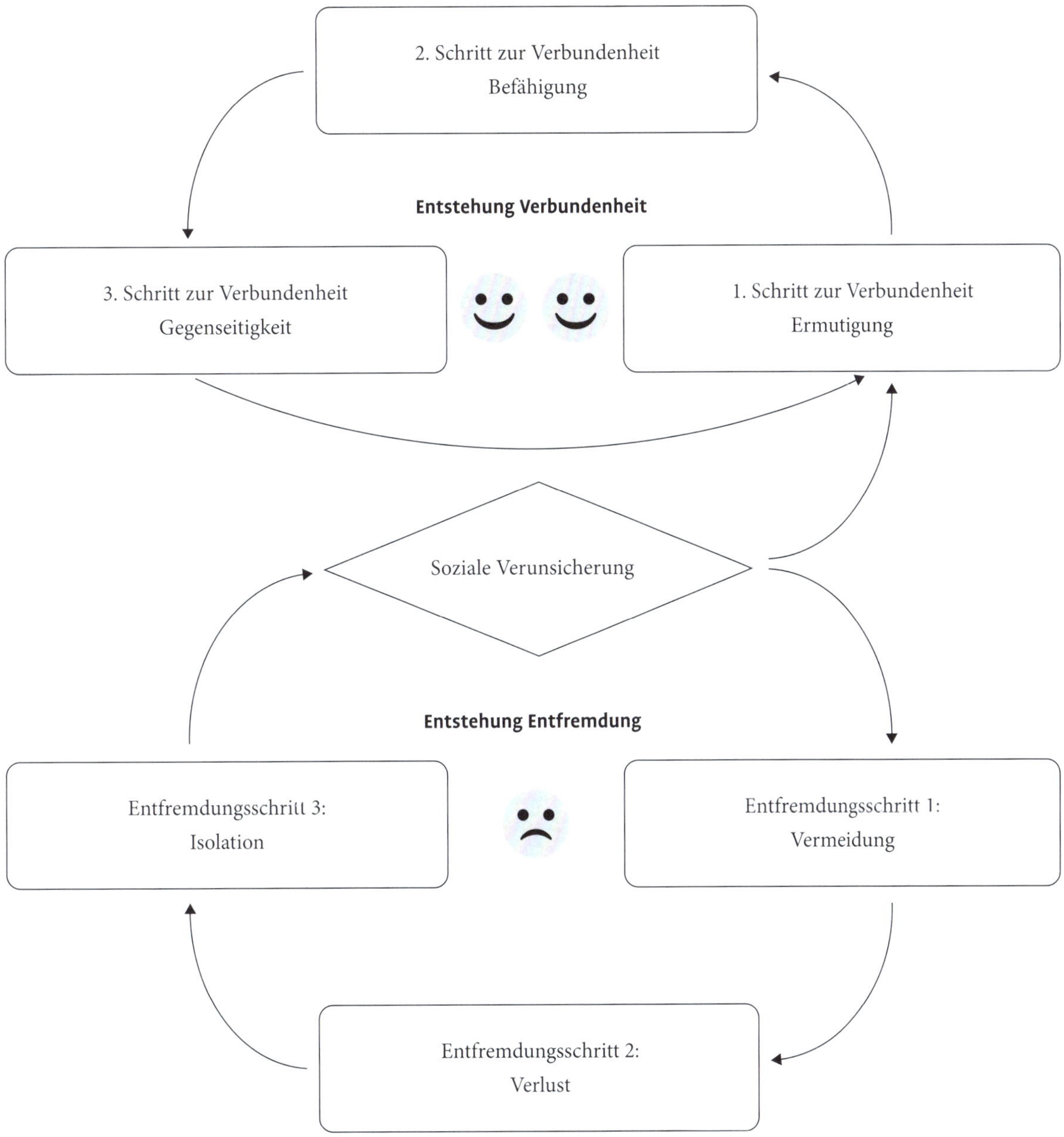

Abbildung 1.1 Kreisläufe zur Entstehung von Entfremdung und Verbundenheit bei sozialer Verunsicherung

Entfremdungsschritt 1: Vermeidung

Ziel von Vermeidung ist es, einem unangenehmen Gefühl aus dem Weg zu gehen und es kurzfristig zu verändern. Vermeidung kann zum Lebensstil werden und hat viele Gesichter. Der Physiologe Cannon beschrieb bereits 1915 die körperlichen Reaktionen, die Menschen in die Lage versetzen, reale Gefahren abzuwenden. In der Ausweitung auf psychische Prozesse unterscheiden Young et al. (2005) zwischen drei Bewältigungsstrategien, die alle zur kurzfristigen Vermeidung von Unsicherheit führen. Diese sind auch beim kindlichen Verhalten beobachtbar.

- **Fight:** Ein Gefühl von Sicherheit wird wiederhergestellt, indem Kinder bewusst dominantes, kontrollierendes oder angriffslustiges Verhalten zeigen. Sie kämpfen, provozieren, argumentieren, diskutieren, kontrollieren, überengagieren …
- **Flight:** Kinder entziehen sich Verunsicherungen real, in dem sie Situationen verlassen, Kontakte vermeiden, sich zurückziehen. Oder sie fliehen in »virtuelle Scheinwelten«, vermeiden Gefühle durch Betäubung, schieben Unangenehmes auf oder lenken sich mit Angenehmen ab.
- **Freeze:** Kinder können sich bei sozialer Versicherung auch innerlich »totstellen«, während sie äußerlich alles über sich ergehen lassen und sich nicht wehren. Äußerlich fallen sie wenig auf, aber isolieren sich und ihre Gefühle von anderen.

Durch die verschiedenen Formen der Vermeidung erleben die Kinder kurzfristig den Abbau von Unsicherheit, Bedrohung, Angriffen, Verletzungen oder Beschämung. Je nach alternativer Aktivität erleben sie sogar erleichternde Ablenkung oder, beispielsweise in einer virtuellen Welt, Glück, Erfolg und Bestätigung, was die Vermeidung verunsichernder sozialer Situationen noch attraktiver erscheinen lässt.

Wichtig

Für eine gewisse Zeit können Vermeidungsreaktionen gut, wichtig und manchmal sogar überlebensnotwendig sein. Daher sollten wir sie als Krisenkompetenzen wertschätzen, aber wenn sie zum Lebensstil werden, schaden sie der kindlichen Entwicklung enorm.

Entfremdungsschritt 2: Verlust

Längerfristig verlieren Kinder durch Vermeidung eine Menge wichtiger Ressourcen. Die Befriedigung von wichtigen sozialen oder Sicherheitsbedürfnissen (Maslow et al., 1971) oder den Bedürfnissen nach Wertschätzung, sicherer Bindung und Kontrolle (Grawe, 2004) ist durch fehlende soziale Kontakte deutlich beeinträchtigt. Durch Vermeidung sozialer Situationen erfahren die Kinder folgende Verluste:

(1) Verlust von natürlicher Neugier und Lebensfreude an neuen Situationen, die helfen, den eigenen Horizont zu erweitern und die Entwicklung fördern
(2) Verlust von positiven, aufbauenden Beziehungserfahrungen, in denen die Kinder wohlwollende Wertschätzung, Ermutigung und Stärkung erfahren
(3) Verlust eines sozialen Lernfeldes, in dem sie sich ausprobieren können, Grenzen erfahren, Feedback erhalten und ihre Stärken entwickeln können
(4) Verlust von Lebenssinn, der dadurch entsteht, dass Kinder anderen helfen und sich mit ihren Fähigkeiten sozial oder gesellschaftlich einbringen
(5) Verlust von Erfahrung in Problembewältigung, die dadurch entsteht, wenn Kinder merken, dass sie gemeinsam Krisen überwinden können

Entfremdungsschritt 3: Isolation

Ein hoher Leidensdruck entsteht, wenn Kinder Isolation erleben (»Keiner spielt mit mir, niemand lädt mich zu seinem Geburtstag ein, im Sport werde ich immer als letztes gewählt …«). Isolation kann sich *äußerlich* zeigen, durch die reale Abwendung von Menschen und / oder *innerlich* durch emotionale Distanzierung und Hoffnungslosigkeit. Nicht selten leiden die Eltern mindestens genauso wie die Kinder unter deren Isolation.

Wichtig • Gefährliche Überschätzung der »Selbsthilfe«

Neben den vielen Möglichkeiten und scheinbarer Sicherheit verstärken auch viele gutgemeinte Lebensratgeber und Sprichwörter die Hoffnung auf »Selbsthilfe«: »Jeder ist seines Glückes Schmied«, »Hilf dir selbst, dann hilft dir Gott« … Selbstfindung, Selbsthilfe, Selbstdisziplin, Selbstoptimierung sind in aller Munde. Sie suggerieren, dass wir unser Schicksal selbst in der Hand haben, aber eben auch, dass wir andere nicht brauchen, um glücklich leben zu können. Ein Rückschluss, der sich spätestens dann als Trugschluss erweist, wenn wir an existenzielle Grenzen kommen. Ein Mensch, der kurz vorm Ertrinken ist, kann sich nicht mehr selbst aus dem Wasser ziehen. Wer ohnmächtig wird, kann sich nicht mehr selbst in die stabile Seitenlage bringen. Power (2018) beschreibt in ihrem Buch *Help me* eindrücklich die Ergebnisse ihres 15-monatigen Selbstversuches, in dem sie die Tipps einschlägiger Selbsthilferatgeber jeweils für einen Monat konsequent umsetzte. Sie verlor eine ihrer besten Freundinnen, war höher verschuldet, weniger produktiv, übergewichtiger, unverantwortlicher, egoistischer, selbstbesessen und insgesamt immer unzufriedener mit ihrem Leben.

Als Folge von Isolation schließt sich der Kreis und wird zum Teufelskreis, denn Isolation verstärkt die Unsicherheit in sozialen Situationen. Ohne die bewusste Entscheidung, den Kreislauf zu verlassen, verstärkt er sich weiter und kann zu massiver Entfremdung und der Gefahr von psychischen Erkrankungen bis hin zu Suiziden führen. Es lohnt sich daher, den Kreislauf der Entfremdung zu verlassen und sich der Entstehung von sozialer Verbundenheit zuzuwenden.

Fazit

Die Unterbrechung des Kreislaufes der Isolation, die Förderung von Verbundenheit und sozialer Kompetenzen ist ein natürlicher Prozess, der in den Kindern bereits angelegt ist und den wir durch die Therapie »nur« wieder reaktivieren müssen. Er führt zur Befriedigung wichtiger Grundbedürfnisse.

1.2 Förderung von Verbundenheit

Schritt 1 zu Verbundenheit: Ermutigung

Ermutigung ist der erste Schritt, der nötig ist, um den Kreislauf der Isolation zu verlassen. Sie entsteht dann, wenn eine Perspektive für befriedigende soziale Kontakte für die Kinder spürbar ist und Hoffnung entsteht, dass sich schwierige Situationen zum Positiven wandeln können.

Was Kinder ermutigt

- ▶ Erinnerung an eigene persönliche positive Beziehungserfahrungen
- ▶ wohlwollende feinfühlige Bezugspersonen, die Positives in den Kindern sehen
- ▶ Fokus auf gelingendes Miteinander und konkrete Vermittlung von Zuversicht

Schematherapeutische Ansätze (Loose et al., 2013, 2015) beschreiben eindrücklich, wie Kinder nach schlechten Erfahrungen zunächst ihre Wahrnehmung auf potenzielle Gefahren lenken, um erneute Verletzungen zu verhindern. Sie reagieren deswegen in ähnlichen Situationen meist nach dem gleichen Schema. Wenn es aber gelingt, die Quelle der Verletzungen ausfindig zu machen und die nicht gestillten Bedürfnisse im Hier und Jetzt zu befriedigen, entstehen neue, korrigierende und heilende Erfahrungen.

Die Weiterentwicklung der Bindungstheorie wendet sich von dem Gedanken ab, dass nur die ersten Beziehungserfahrungen mit der Mutter prägend sind. Inzwischen wissen wir, dass sichere Bindung durch verschiedene Beziehungspersonen aufgebaut werden kann und es mehr auf die Qualität der Beziehungen als auf die Quantität ankommt (Dornes, 1997).

Schritt 2 zu Verbundenheit: Befähigung

Konkrete Befähigung zu positiven Beziehungserfahrungen ist oft noch notwendig, damit Ermutigung tatsächlich in verändertes Erleben und Verhalten führt. Dies ist nur dann von Erfolg gekrönt, wenn die Befähigung die Antwort auf die persönlichen Umstände der Kinder ist. Pauschales manualisiertes Training sozialer Kompetenzen trifft oft den Kern nicht ausreichend. Durch eine möglichst umfassende soziale Anamnese werden individuelle positive und negative soziale Erfahrungen von Kind und Familie erfasst, nicht befriedigte Bedürfnisse in der Vergangenheit und in der Gegenwart erkannt und individuelle ursachenspezifische Therapieziele abgeleitet. Befähigung erfolgt dann aufs Individuum abgestimmt durch:

- Stärkung von Selbst- und Fremdwahrnehmung
- Aktivieren von Ressourcen
- Aufbau neuer Verhaltensweisen und Emotionsregulation
- Planung prosozialer Verhaltensweisen

Schritt 3 zu Verbundenheit: Gegenseitigkeit

Gegenseitiges Miteinander schafft Verbundenheit. Gelegentlich wird soziales Kompetenztraining mit dem singulären Aufbau von selbstsicherem Verhalten gleichgesetzt, was die Komplexität von sozialem Miteinander deutlich unterschätzt und unter Umständen sogar zu mehr Egozentriertheit und sozialer Isolation führt. Gegenseitiges Miteinander zeichnet sich dadurch aus, dass sich Kinder mit ihren Fähigkeiten in Gemeinschaften einbringen und gleichzeitig auch profitieren. Kinder lieben es zu helfen. Wir sollten dies immer fördern, ihnen viel zutrauen und gleichzeitig von ihnen lernen. Ausgleich bedarf es, wenn Kinder entweder fast nur an andere oder nur an sich denken.

Im prosozialen Verhalten, in der Hinwendung zu seinem Gegenüber, liegt ein wichtiger Schlüssel zu einem befriedigten sinnhaften Leben. Viele Studien zeigen, dass sich prosoziale Verhaltensweisen, ehrenamtliches Engagement und freundliche Umgangsformen sehr positiv sowohl auf psychische als auch auf physische Gesundheit auswirken (Rowland & Curry, 2019). Ein wichtiges Ziel bei der Förderung sozialer Kompetenzen ist es daher, Kinder und Familien zu prosozialem Verhalten zu ermutigen und zu befähigen.

Individualität und Vielseitigkeit zu fördern ist ein weiterer Schlüssel zu starken Gemeinschaften. Viele Algorithmen in sozialen Medien haben das Ziel, »Gleiches« zu fokussieren, was Menschen kurzfristig ein gutes Gefühl gibt, sie fühlen sich verstanden und bestätigt. Langfristig besteht jedoch die Gefahr, dass es zu Verarmung, Isolierung einzelner oder Gruppen und zu Extremismus führt (Sunstein, 2011). Menschen können ihre individuellen Besonderheiten nicht weiterentwickeln, schämen sich für ihre Einzigartigkeit und können ihre Begabungen dann auch nicht für andere einsetzen. Gemeinschaften, in denen unterschiedliche Meinungen nebeneinanderstehen können und Menschen mit ihren Besonderheiten geschätzt werden, sind Gemeinschaften, die Wissens- und Erfahrungswachstum fördern und ein starkes und stärkendes Fundament haben.

Fazit

Verbundenheit entsteht in sicheren, gegenseitigen Beziehungen, in denen Kinder sich in ihrer Einzigartigkeit geschätzt fühlen, Unterstützung erfahren und sich für andere einsetzen.

Kurze Übersicht zu den Icons im Buch

T **Therapeut:in**: Diese Materialien richten sich direkt an den oder die Therapeut:in.

K **Kind:** Arbeitsblätter mit diesem Icon sind für die Kinder selbst zur Bearbeitung vorgesehen.

E **Eltern:** Arbeits- und Informationsblätter mit diesem Icon richten sich an Eltern bzw. andere nahe Angehörige.

Wie sag ich's? Wenn Stellen mit diesem Icon ausgezeichnet sind, findet sich dort das entsprechende therapeutische Wording – also Vorschläge zur direkten Ansprache der Kinder.

2 Aufbau sozialer Fertigkeiten

Soziale Kompetenzen der Kinder werden in erster Linie in ihrem alltäglichen Umfeld gebildet, gefördert, angewendet und weiterentwickelt. Deswegen sollten alle therapeutischen Bemühungen den Alltag der Kinder wesentlich mit einbeziehen. Wenn jedoch gerade in alltäglichen Begegnungen in Familie und Schule Bedürfnisse frustriert, Grenzen überschritten und Verletzungen geschehen, ist es gut, wenn Kinder in alternativen Settings wie Freizeiteinrichtungen, Fachtherapien oder Psychotherapien die Möglichkeit erhalten, neue positive, korrigierende und heilsame soziale Erfahrungen zu machen.

Zielgruppe. Die Interventionen der Materialien dieses Buches wurden schwerpunktmäßig für Kinder zwischen 6 und 12 Jahren entwickelt. Besonders für die Arbeitsblätter bietet es sich an, dass die Kinder bereits schreiben können. Je nach Indikation und Entwicklungsstand können auch ältere Jugendliche und Erwachsene von den Übungen profitieren.

Indikation. Die Arbeits- und Informationsblätter können präventiv genutzt werden, wenn einzelne Kinder oder Kindergruppen gestärkt werden sollen. Auch ein kurativer Einsatz ist möglich, wenn soziale Konflikte, Ängstlichkeit, Rückzug, soziale Missverständnisse, Ausgrenzung, Aggressionen oder andere soziale Auffälligkeiten vorliegen. In der Psychotherapie lösen soziale Probleme oft diagnoseübergreifend einen hohen Leidensdruck aus und erschweren die Behandlung anderer Symptome. Somit ist die Stärkung sozialer Kompetenzen in vielen Behandlungsverläufen ein wichtiger Baustein. Im Rahmen der Psychotherapie kann der Aufbau sozialer Kompetenzen in verschiedenen Settings erfolgen:

- **Ambulante Einzelpsychotherapie** bietet die Möglichkeit, individuell auf die Bedürfnisse und Schwierigkeiten des Kindes und der Familien einzugehen sowie Lebens- und Erfahrungshintergründe sehr spezifisch zu berücksichtigen.
- **Ambulante Gruppentherapie** bietet den Vorteil, dass alltagsnaher breitere Inhalte vermittelt werden und Kinder direkt durch andere Kinder neue positive heilsame Beziehungserfahrungen machen können. Es kann ein gemeinschafts- und sinnstiftendes Geben und Nehmen geschehen.
- **Ambulante Kombinationstherapien** aus Gruppen- und Einzeltherapie verbindet beide Vorteile. Die Basistherapie kann in der Gruppe geschehen, während sehr spezielle oder besonders belastende Themen dann im Einzelkontext vertieft werden können.
- **Teilstationäre Psychotherapie** ermöglicht vertiefte Lern- und Beziehungserfahrungen, da Therapieinhalte in vielen Situationen direkt angewendet werden können. Veränderungen im Erleben und Verhalten können intensiver begleitet, reflektiert und optimiert werden, ohne dass der Bezug zum Alltag zu stark verändert ist.
- **Vollstationäre Psychotherapie** bietet hat zusätzlich den Vorteil, dass belastende Alltagssituationen für eine Zeit verlassen werden. Es kann Erholung im System geschehen und Therapiefortschritte vertieft werden, ohne dass die Gefahr besteht, diese durch »alte Muster« direkt wieder zu verlieren.

Vorteile von Gruppentherapie bei der Förderung sozialer Kompetenzen

Vorteile für die Kinder selbst:

- Kinder sind motivierter.
- Kinder haben mehr Spaß.
- Kinder übertragen Erlebtes und Erlerntes besser in den Alltag.
- Kinder erleben, dass sie nicht allein sind.
- Kinder lernen besser von Kindern.
- Kinder merken, dass sie anderen Kindern auch helfen können.
- Kinder machen direkt heilsame neue Beziehungserfahrungen.
- Konflikte sind direkt aktualisiert und können gelöst werden.
- Allein durch das Setting werden viele Grundbedürfnisse befriedigt.

Vorteile für Sie als Therapeut:in:

- Sie haben durch die Kinder »kleine Kotherapeut:innen«.
- Sie können Therapieinhalte viel direkter und ganzheitlicher erarbeiten.
- Sie haben eine größerer Methodenvielfalt zur Verfügung (Gruppenübungen / Spiele und Aktionen).
- Sie können Therapiefortschritte direkt sehen.
- Sie können mit Kotherapeut:innen arbeiten und sich direkt absprechen und ergänzen.
- Sie sehen, ob Berichtetes auch im sozialen Kontext erlebbar ist.
- Sie sehen und spüren weitreichendere Facetten der Kinder.
- Sie können ggf. nachhaltigere Erfolge erzielen.
- Sie können die Gruppen auch in anderen Räumen durchführen.

Nachteile an Gruppentherapie bei der Förderung sozialer Kompetenzen

- Für sehr spezifische Themen braucht es zusätzliche Einzelstunden.
- Sie müssen mehr Kinder gleichzeitig und die Gruppendynamik im Blick haben.
- Gruppen können disziplinarisch herausfordernd sein.
- Die Terminorganisation ist etwas komplexer.
- Sie können nicht alle Bedürfnisse gleichzeitig befriedigen (aber das Setting an sich hilft).
- Interaktionen zwischen den Kindern kann zu Konflikten führen.
- Allparteilichkeit muss angestrebt werden.

Der Wechsel zur Gruppentherapie ist möglich

Die Materialien dieses Tools-Bandes haben sich sowohl im Einzel,- Klein- und Großgruppenkontext bewährt und sind für alle Kontexte spezifisch beschrieben. Ein Settingwechsel zwischen den Therapieformen ist jederzeit möglich. Aufgrund jahrelanger, sehr positiver Erfahrung mit diversen Gruppen soll an dieser Stelle ausdrücklich Mut gemacht werden, die vielen Vorteile des Gruppenkontextes zu auszuprobieren und den Wechsel zu einer Gruppentherapie zu wagen.

Arbeits- und Informationsmaterial

INFO 1 Tipps zur Organisation einer Gruppentherapie

Dieses Informationsblatt beinhaltet überblicksartig wichtige Aspekte, die in der Planung und Durchführung von Gruppentherapien berücksichtigt werden sollten und somit auch den Einstieg in Gruppentherapien erleichtern. Es geht ferner auf den Umgang mit möglichen schwierigen Gruppensituationen ein.

AB 1 Kompetenzfördernde therapeutische Haltung

Dieses Arbeitsblatt erinnert an die Wichtigkeit der therapeutischen Beziehung für den Behandlungserfolg. Eine positive Haltung erleben Kinder erschreckend selten, dabei verbessert sie die Beziehung enorm. Eine Selbstreflexion zu unseren persönlichen Beziehungen sensibilisiert für eine positive Haltung.

AB 2 Ressourcenorientierung mit der Ressourcenstunde

Wenn es uns gelingt, eine ressourcenorientierte Haltung einzunehmen und zu vermitteln, erhöhen wir schon allein dadurch die Auftretenswahrscheinlichkeit kompetenter Verhaltens- und Erlebensweisen der Kinder und fördern den Aufbau sozialer Kompetenzen. Das Arbeitsblatt gibt Tipps für die Gestaltung einer sog. Ressourcenstunde am Anfang der Therapie.

INFO 2 Ganzheitliche Perspektive und Erlebnisorientierung

Eine ganzheitliche Sicht auf die Patient:innen führt dazu, dass diese sich mehr gesehen und verstanden fühlen. Das Informationsblatt trägt erlebnisorientierte Herangehensweisen und Methoden zusammen, um die ganzheitliche Perspektive zu unterstützen.

Tipps zur Organisation einer Gruppentherapie

Auswahl der Kinder

- Lernen Sie Kinder erst im Einzelkontext kennen.
- Finden Sie ihre Ressourcen und das, was sie in die Gruppe einbringen können.
- Klären Sie die Eltern auf und holen sie diese ins Boot.
- Nicht jedes Kind *muss* in eine Gruppe aufgenommen werden!

Zusammenstellung der Gruppen

- Es ist für die Methodenwahl hilfreich, wenn Alter und Entwicklungstand nicht zu stark variieren (1 bis 3 Jahre Altersunterschied).
- In gemischten Gruppen (Geschlecht / Diagnose) lernen die Kinder viel voneinander.
- In ähnlichen Gruppen (Geschlecht / Diagnose) kann manchmal schneller Vertrauen entstehen.

Organisation

- Legen Sie Zeit und Tag fest.
- Kommunizieren Sie Termine klar. Die Eltern machen es möglich.
- Bei Bedarf stellen Sie Schulbefreiungen aus.
- Bei Grundschulkindern kann man schon ab 14:00 Uhr beginnen.
- Sparen Sie Ferien eher aus, da viele Kinder fehlen, in der Zeit ggf. Einzeltermine planen.
- Psychotherapeutische Grundversorgung ist eine kassenärztliche Leistung, die sich gut eignet, Gruppen zunächst für ein bis drei Sitzungen zu auszuprobieren. Dafür muss noch keine Therapie beantragt werden.
- Machen Sie die Gruppen (wenn möglich) nicht alleine. Es gibt viele Interessent:innen für ein Praktikum oder eine Hospitation (Studium, Weiterbildung).

Durchführung

- Lassen Sie am Anfang schützende Gruppenregeln von den Kindern erarbeiten, die helfen, dass es allen gut geht.
- Sehen, benennen und fördern Sie Ressourcen der Gruppe und Einzelner.
- Ein wiederkehrender Rahmen (z. B. Anfangsrunde, Trainingsphase, Vertiefungsphase, Spielphase, Abschlussrunde) schafft Sicherheit.
- Nutzen sie als Hilfe zur Impulskontrolle ggf. einen Redegegenstand (»Nur, wer den Kuschelball in der Hand hat, redet!«).
- Ermöglichen Sie erlebnisorientiertes Erfahren und Erleben von Therapieinhalten.
- Legen Sie Wert auf Kognitives Verankern.
- Setzen Sie die Arbeitsblätter auch zum Alltagstransfer ein.
- Methodenvielfalt bringt Abwechslung.
- Bieten Sie ein begleitendes Familientraining an, um die Therapieinhalte in die Familie zu tragen.

Tipps zur Organisation einer Gruppentherapie

Prävention: schwierige Gruppensituationen

- Bauen Sie im Vorfeld ressourcenorientierte Beziehungen auf.
- Legen Sie den Fokus auf Stärken.
- Benennen Sie sozialkompetentes Verhalten.
- Verwenden Sie ggf. ein Token-System mit wenigen, klaren, positiv formulierten Regeln und klarer Punktevergabe nur für erwünschtes Verhalten. Keine Wegnahme von Token!
- Formulieren Sie ggf. persönliche Zusatzziele bei einzelnen Kindern.
- Treffen Sie ggf. persönliche Absprache zum Vorgehen bei Konflikten.

Schwierige Gruppensituationen

- Bleiben Sie ruhig und gelassen.
- Legen Sie den Fokus auf positive Veränderungen.
- Geben Sie klare, prompte Anweisungen.
- Erwarten Sie keine Perfektion.
- Zeigen Sie sich nicht überrascht.
- Stellen Sie Konflikt als Chance dar.
- Erarbeiten Sie Lösungen gemeinsam.
- Vertagen Sie ggf. Lösungen auf die nächste Stunde.
- Feiern Sie Konfliktlösungen!

Kompetenzfördernde therapeutische Haltung

Wichtiger als jede gut geplante und durchgeführte Intervention ist die therapeutische Beziehung und somit die Haltung, die wir zu den Kindern haben. Diese ist entscheidend für den Therapieerfolg.

Wenn es uns gelingt, eine wohlwollende positive Haltung zu vermitteln, erhöhen wir allein dadurch die Wahrscheinlichkeit, dass die Kinder sich angekommen fühlen und Vertrauen aufbauen. Eine positive kompetenzfördernde Haltung einzunehmen fällt leichter, wenn wir uns daran erinnern, wie wir es erleben, dass Menschen uns gegenüber eine positive Haltung innehaben, also Positives in uns sehen.

Halten Sie kurz inne:

Welche Menschen fallen Ihnen ein, die überwiegend Positives in Ihnen sehen?

....

Welche Menschen fallen Ihnen ein, die überwiegend Negatives in Ihnen sehen?

....

Woran erkennen Sie eine positive Haltung bei anderen?

....

....

Vermutlich fallen Ihnen als erwachsene Person mehr Menschen ein, die Positives in Ihnen sehen. Stellen Sie diese Frage einmal Ihren kleinen Patient:innen. Oft fallen Kindern vor allem im Schulkontext fast ausschließlich Menschen ein, die Negatives in ihnen sehen. Umso wichtiger ist es, dass die Kinder in der Therapie positive Erfahrungen machen und sie eine positive Haltung ihnen gegenüber erleben und spüren.

Ebenso spannend ist es zu erfragen, woran die Kinder eine positive Haltung merken. Fachleute vermuten: durch die Rückmeldung von Lob, das Verstärken von Stärken o. Ä. Doch Kinder berichten eher, dass sie eine positive Haltung von Erwachsenen in erster Linie an einem freundlichen Gesichtsausdruck oder einem Lächeln erkennen. Begegnen Sie den Kindern daher wenn möglich

- mit einem Lächeln,
- mit einem freundlichen, offenen Gesichtsausdruck und
- mit einem Blick dafür, was Ihnen positiv an dem Kind auffällt.

Ressourcenorientierung mit der *Ressourcenstunde*

Durch den Fokus auf individuelle Ressourcen und Stärken des Kindes fördern wir diese. Wenn es uns gelingt, eine ressourcenorientierte Haltung einzunehmen und zu vermitteln, erhöhen wir schon allein dadurch die Auftretenswahrscheinlichkeit kompetenter Verhaltens- und Erlebensweisen der Kinder und fördern den Aufbau sozialer Kompetenzen.

Gönnen Sie sich und Ihren Patient:innen in der Anfangsphase einer Therapie eine *Ressourcenstunde*. Fragen für eine Ressourcenstunde können sein:

- Was machst du gerne?
- Was fällt dir leicht?
- Womit kannst du anderen helfen?
- Was mögen andere an dir?
- Was magst du an dir?
- Was sind deine Hobbys?
- Was ist dein Lieblingsfach?
- Woran merkst du, dass dir etwas Spaß macht?
- Wer hilft dir?
- Wer unterstützt dich?
- Was gibt dir Sicherheit?

Tipp • Tägliches Training einer ressourcenorientierten positiven Haltung

Abhängig von der persönlichen Lebensgeschichte fällt es möglicherweise schwer, direkt eine positive Haltung einzunehmen. Es lohnt sich, dieses im Vorfeld auch selbst zu »trainieren«! Versuchen Sie, sich bei jedem Kontakt zunächst zu fragen:

- Was fällt mir positiv auf bei der Person?
- Was ist mir sympathisch bei der Person?
- Was gefällt mir an der Person?

Beantworten Sie folgende Fragen zu jedem Kind, das sich bei Ihnen in Therapie befindet.

Was sind die größten Stärken?

....

....

Womit beschäftigt sich das Kind gerne?

....

....

Ressourcenorientierung mit der *Ressourcenstunde*

Was ist das Besondere an dem Kind?

....

....

Wodurch schöpft es Kraft?

....

....

Wer sind die wichtigsten Bezugspersonen?

....

....

Wo und wie kann sich das Kind selbst helfen?

....

....

Was gibt dem Kind Sicherheit?

....

....

Worauf kann es in Krisen zurückgreifen?

....

....

Wichtig

Können Sie die Fragen auch für sich selbst beantworten?

INFO 2 • T

Ganzheitliche Perspektive und Erlebnisorientierung

Eine ganzheitliche Sicht auf Kinder und Eltern ist eigentlich sehr natürlich, denn jeder Mensch ist zweifelsfrei eine Einheit aus Körper und Seele. Versuchen wir, dies in der Therapie zu berücksichtigen, führt es dazu, dass Menschen sich mehr gesehen und besser verstanden fühlen.

Erlebnisorientierte Herangehensweise

Erlebnisorientierung hilft uns und den Kindern in der Therapie, Inhalte nicht nur kognitiv zu besprechen, sondern diese direkt im Hier und Jetzt zu erleben und zu verinnerlichen. Veränderungsprozesse werden somit direkt fokussiert und verankert. Eine ganzheitliche, erlebnisorientierte Herangehensweise fragt immer nach

(1) Emotionen,
(2) Körperreaktionen,
(3) Kognitionen und
(4) Handlungsimpulsen.

Erlebnisorientierte Methoden

Erlebnisorientierte Methoden sind abwechslungsreich und vielseitig. Sie und die Kinder sind immer in Bewegung.

- Spiele
- Aufstellungen
- Rollenspiele
- Theaterstücke
- Pantomime
- Puppenspiele
- Teilearbeit
- Aufstellungsarbeit
- Stuhlarbeit
- Imagination

Wichtig • Mut zur Individualität

Kinder und Erwachsene sind individuell sehr unterschiedlich. Es gibt daher keine für alle Seiten »perfekte« Methode. Haben Sie den Mut, »Ihre« Interventionen durchzuführen. Das sind die, die Ihnen liegen, Ihrer Persönlichkeit und Ihren Fähigkeiten entsprechen. Je weniger wir uns verbiegen und je »ich-syntoner« wir arbeiten, um besser können wir ein Vorbild sein.

3 Sozialanamnese

Jedes Kind, egal welchen Alters, blickt bereits auf eine »soziale Geschichte« mit einer Vielzahl von sozialen Erlebnissen und Erfahrungen zurück. Verschiedene Ereignisse werden als unterschiedlich förderlich und hilfreich erlebt und abgespeichert. Oft sind es die unangenehmen Begegnungen, die bewusst in Erinnerung bleiben. Momente, in denen man sich durch andere abgewertet, missverstanden, angegriffen oder verletzt fühlte, können Einfluss auf das Selbstbild, das Bild auf Mitmenschen und auf das Erleben und Verhalten haben. Solche Momente können dazu führen, dass wir unser soziales Verhalten anpassen, um uns vor weiteren Verletzungen zu schützen.

Die soziale Geschichte der Kinder und deren Familien ist der Schlüssel zu verbesserter sozialer Kompetenz und hilfreichem sozialen Miteinander. Im Vorfeld einer bedürfnisorientierten Therapieplanung steht somit eine genaue Sozialanamnese: sowohl die der Kinder als auch der Bezugspersonen. Hierbei ist es gleichermaßen wichtig, die belastenden Momente genauso wie die positiven Erlebnisse zu erfassen, die oft zu wenig im Fokus sind. Wir können davon ausgehen, dass jeder Mensch auch wohltuende Beziehungserlebnisse hat, die wichtige Ressourcen darstellen, an denen wir in der Therapie anknüpfen können und sollten.

Fallbeispiel

Die inzwischen unsicher wirkende Lina Ringmann (11 Jahre) ist die Älteste von drei Geschwistern. Sie wohnen in einer kleinen Neubausiedlung. Lina erinnert sich an fröhliche Gartenfeste mit der Nachbarschaft. Lina war 8 Jahre alt, als Frau Ringmann mit Linas jüngsten Bruder Tim schwanger war, damals gab es viel Stress in der Familie. Frau Ringmann bekam von ihrem Arzt mehrere Vitaminpräparate zur Stärkung, die sie regelmäßig einnahm. Kurz vor der Geburt stellte sich raus, dass sich Frau Ringmann monatelang in der Dosierung von Vitamin A vertan und dieses viel zu hoch dosiert zu sich genommen hatte. Tim wurde mit einer Lippen-Kiefer-Gaumenspalte geboren, was für die ganze Familie ein Schock war. Neben der Sorge um die Behandlung des kleinen Bruders erfuhr die Mutter, dass zu hochdosiertes Vitamin A die Bildung von Lippen-Kiefer-Gaumenspalten begünstigen kann, was zu massiver Scham der Mutter führte. Alle besorgten Blicke von Nachbarn und Nachfragen lösten quälende Selbstvorwürfe und Scham bei der Mutter aus: »Wärst du nicht so gestresst gewesen, hättest du die Dosierungsanleitung ordentlich gelesen, nun wird Tim sein Leben lang unglücklich und alle anderen Kinder kommen zu kurz.« Auch Lina wurde immer wieder gefragt, was mit ihrem Bruder los sei, was ihr sehr unangenehm war. Die Familie zog sich zurück und unternahm immer mehr für sich allein. Die Gartenfeste fanden von nun an ohne Familie Ringmann statt. Lina zeigte kein Interesse mehr, andere Kinder zu sich zum Spielen einzuladen.

Aus der Geschichte von Familie Ringmann können wir lernen, wie verständlich es ist und wie schnell es gehen kann, dass eine gut integrierte Familie sich immer mehr zurückzieht und die Kinder immer weniger Gelegenheiten haben, positive soziale Erfahrungen zu machen. Das soziale Verhalten der Eltern ist ein prägendes Modell für das Verhalten der Kinder. Umso wichtiger ist es, dieses zu reflektieren und die gesamte Familie darin zu unterstützen, wieder hilfreiche Beziehungserfahrungen zu machen.

In den Materialien dieses Kapitels wird teilweise plakativ zwischen »guten« und »schlechten« sozialen Begegnungen unterschieden. Diese – der Realität oft nicht entsprechende – Polarisierung dient der besseren Analyse, um Verletzungen und Ressourcen zu identifizieren und die Wahrnehmung zu verbessern. Weisen Sie bei Bedarf darauf hin, dass Mischformen in der Realität eher die Regel sind bzw. Beziehungen zu Menschen auch phasenweise unterschiedlich förderlich sein können.

Die Übungen bestehen in den meisten Fällen aus einem Arbeitsblatt für die Therapeut:innen, auf dem die Übungen jeweils erklärt werden, sowie einem Arbeitsblatt für die Kinder selbst, auf dem die Übung visualisiert und reflektiert werden kann.

Arbeits- und Informationsmaterial

AB 3 Mein Erinnerungssack

In der Übung befüllen die Kinder einen Sack mit Steinen und Federn, die symbolisch an an positive und negative soziale Begegnungen erinnern sollen. Der Sack kann in Zukunft wie ein Tagebuch genutzt werden. Als Therapeut:innen erhalten Sie einen Überblick über die Beziehungserfahrungen. Das Arbeitsblatt für die Kinder hilft die Erinnerungen an positive und negative Beziehungserfahrungen durch Verschriftlichung zu vertiefen und zu fixieren. Die Übung eignet sich sowohl für das Gruppen- als auch für das Einzelsetting.

AB 4 Seiltänzer

In dieser Übung symbolisiert ein Seil das bisherige Leben des Kindes. Je nach Qualität der Begegnungen werden stellvertretende Figuren über, auf oder unter das Seil gelegt. Es gibt einen (auch zeitlichen) Überblick über die sozialen Erfahrungen. Auf dem Arbeitsblatt für die Kinder werden die sozialen Erfahrungen kognitiv gebündelt und schriftlich festgehalten. Die Übung eignet sich sowohl für das Gruppen- als auch für das Einzelsetting.

AB 5 Meine kleine Welt

In der Übung bauen die Kinder mit Bausteinen ihr soziales Umfeld und setzen wichtige Personen hinein. Es entsteht ein Überblick über aktuelle Beziehungen und Ressourcen sowie über räumliche Gegebenheiten. Auf dem Arbeitsblatt für die Kinder wird das aktuelle soziale Umfeld schriftlich veranschaulicht. Die Übung eignet sich sowohl für das Gruppen- als auch für das Einzelsetting.

INFO 3 Einfluss der Umgebung auf soziales Verhalten der Kinder

Das Informationsblatt zeigt den Angehörigen Gründe für das soziale Verhalten von ihren Kindern auf und gibt praktische Hinweise, wie sie das Verhalten und Erleben der Kinder beeinflussen können.

AB 6 Familien-Sozialfragebogen

Der Fragebogen, den die Angehörigen ausfüllen, bietet einen Überblick über das soziale Gefüge und soziale Aktivitäten der Familie.

AB 7 Kontakte fürs Leben

Das Arbeitsblatt für Angehörige hilft dabei, die lebensgeschichtliche Entwicklung sozialer Beziehungen der Bezugspersonen zu eruieren und somit auch die Prägung der Kinder besser zu verstehen.

AB 8 Mehr davon

Dieses Arbeitsblatt hilft Angehörigen, konkret förderliche Beziehungen und wohltuende Aktivitäten zu vermehren und somit familiäre Ressourcen zu stärken.

Mein Erinnerungssack

- **Beschreibung:** Die Kinder basteln und befüllen einen kleinen Rucksack / Beutel, in dem sie Erinnerungen an soziale Situationen sammeln. Für alle Momente, die sie in positiver Erinnerung haben, nehmen sie symbolisch eine Feder, für alle Ereignisse, die sie in negativer Erinnerung haben, nehmen sie symbolisch einen Stein.
- **Ziel:** Kinder erinnern sich an verschiedene Beziehungserfahrungen. Die Kinder fokussieren neben den belastenden Begegnungen bewusst auch positive Begegnungen, wodurch ihre Ressourcen geweckt werden. Nützlich für die weitere Therapieplanung: Sie lernen die kritischen Lebensereignisse und Bewältigungsstrategien des Kindes kennen.
- **Dauer:** ca. 50 Minuten
- **Material:** Stoff- oder Jutebeutel (Alternative: Papiertüte), Steine, Federn (Alternative: Papierformen von Steinen und Federn ausgeschnitten), Stifte

Tipp

Eltern können im Vorfeld gebeten werden, die Materialien zu besorgen. Da hier Materialkosten anfallen, kann die Alternative mit Papiertüte und Papier gewählt werden.

Die Übung erklären

»Heute wollen wir etwas Spannendes basteln, was du hinterher auch mit nach Hause nehmen kannst. Etwas, in dem wir Erinnerungen sammeln. Und zwar Erinnerungen an Menschen und Momente, die wir gemeinsam mit anderen Leuten erlebt haben. Da gibt es Momente, die uns Spaß gemacht haben, weil wir so richtig Spaß zusammen hatten. Und es gibt Momente, die richtig doof waren, weil uns andere vielleicht weh getan oder geärgert haben.

Für jede Erinnerung, die dir einfällt, bekommst du einen Stein oder eine Feder. Eine Feder, wenn der Moment mit der Person schön war. Unsere Erinnerungen an schöne Begegnungen machen unser Leben hinterher manchmal leichter. Und wenn der Moment mit der Person eher doof war, bekommst du einen Stein, weil Steine schwer sind und solche Sachen es uns später im Leben auch manchmal schwer machen. Die Sachen kannst du in deinen Sack tun.

Welche Momente fallen dir ein? Was war daran schön oder doof? Wie hast du dich gefühlt? Wie hat sich dein Körper angefühlt? Was hättest du am liebsten gemacht?«

Alternative Ideen / Ergänzungen

- Steine können gemeinsam gesammelt werden und ggf. mit Acrylfarben bemalt / gestaltet werden.
- Ältere Kinder können die Momente schriftlich festhalten und ebenfalls in den Sack legen.
- Der Sack oder die Tüte können bemalt werden: vorne Bilder für positive Momente, hinten Bilder für negative Momente.

Mein Erinnerungssack

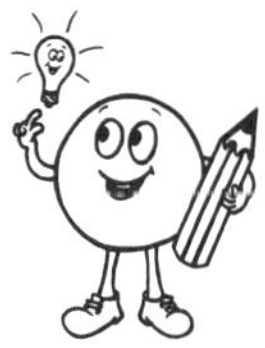

Das merk ich mir

Ich habe schon viel mit anderen Leuten erlebt. Einiges war schön, das macht mein Leben hinterher leichter. Einiges war aber auch nicht so schön. Diese Erinnerungen können dazu führen, dass sich Momente im Leben schwieriger anfühlen. Aus den schwierigen Momenten kann ich lernen. Es tut gut, sich an die guten Momente zu erinnern.

Schreibe oder male die Erinnerungen an schöne Momente in eine Feder und die schwierigen Momente in einen Stein.

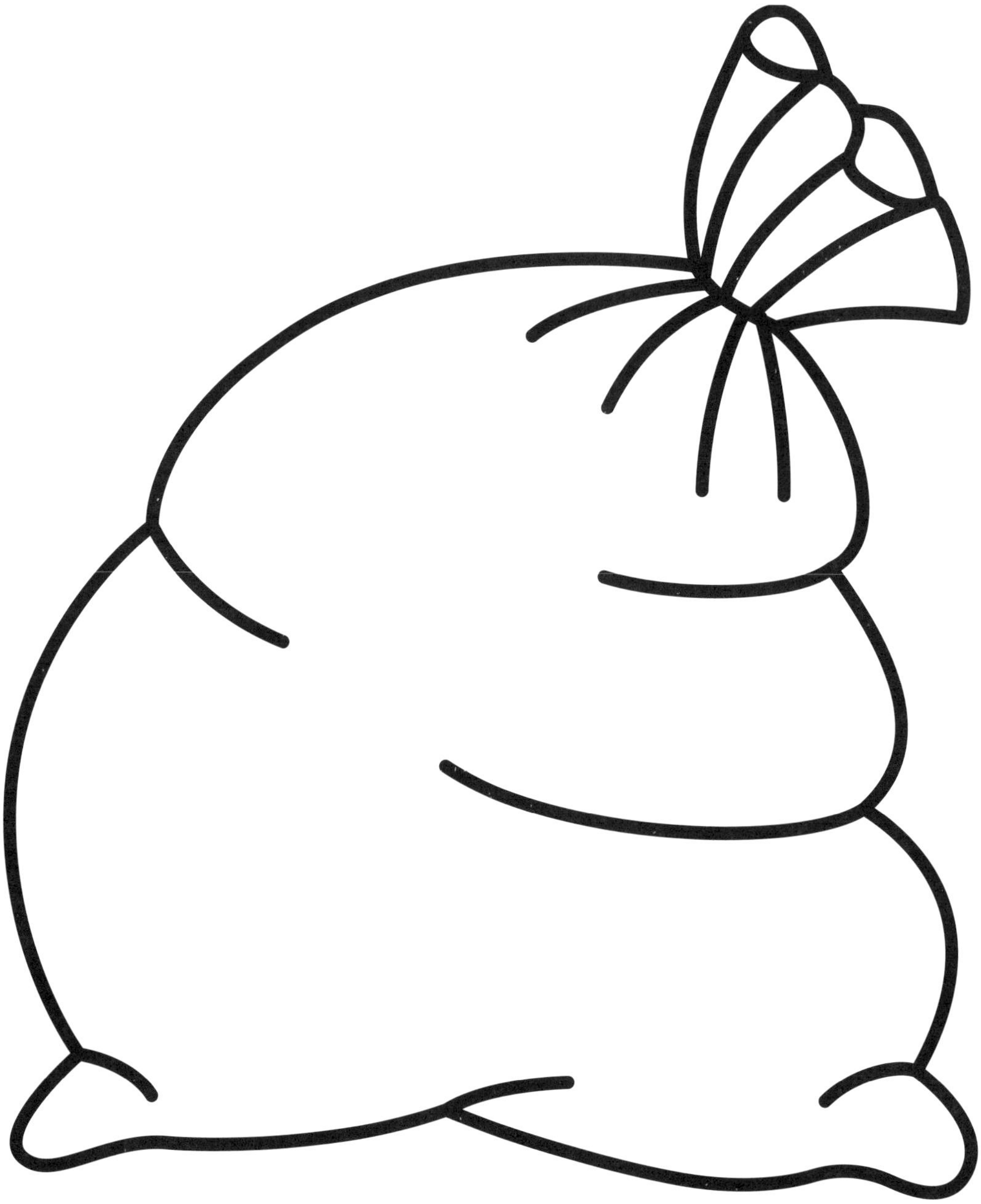

Seiltänzer

- **Beschreibung:** Sie legen ein Seil, das den bisherigen Lebensweg symbolisiert, auf den Boden, dazu eine größere Auswahl an Figuren als Stellvertreter. Die Kinder sollen sich an Menschen und Begegnungsmomente erinnern. Für jede Erinnerung suchen sie sich eine passende Figur aus. Berichten die Kinder von schönen / aufbauenden Begegnungen, werden die Menschen über das Seil gelegt. Bei Erinnerungen an ungute / belastende Momente werden sie unter das Seil gelegt.
- **Ziel:** Sowohl die Kinder als auch Sie erhalten Auskunft über den Entwicklungsverlauf in Bezug auf soziale Kontakte. Kinder merken, dass es normal ist, sowohl gute als auch belastende Begegnungen zu haben, und sie sich dafür nicht schämen müssen. Es werden Belastungen und Ressourcen identifiziert, die für den weiteren Therapieverlauf richtungsweisend sind.
- **Dauer**: ca. 30 Minuten
- **Material**: Seil, Band, Springseil (ca. 60–200 cm), ca. 20 Figuren (Spielfiguren, Biegepuppen, Tiere o. Ä.)

Tipp

Es kann auch vorkommen, dass eine Person mehrfach vorkommt. Dann sollen die Kinder für jeden wichtigen Moment eine neue Figur nehmen oder die Momente anderweitig, z. B. mit kleinen Papierschnipseln, kenntlich machen. Es gibt auch Begegnungen, die sowohl positiv als auch negativ oder neutral bewertet werden. Diese können direkt auf das Seil gelegt werden.

Die Übung erklären

»Heute bin ich mal gespannt, was du in deinem Leben schon so erlebt hast. Hier habe ich ein Seil. Wir stellen uns mal vor, dass das dein Lebensseil ist. Schau, hier ist der Anfang [*Sie legen das Seil auf den Boden und zeigen auf das linke Ende*] und hier sind wir jetzt. Dazwischen ist viel passiert. Irgendwann bist du vielleicht in die Kita gekommen, das könnte hier sein (…).

Und schau mal, hier habe ich sehr viele Menschen, weil du ja schon viel mit Menschen erlebt hast. Mich interessiert, wann du mit welchen Menschen schöne und wann nicht so schöne Dinge erlebt hast. Schön vielleicht, wenn du einen Freund gefunden hast und ihr zusammen spielt. Oder nicht so schön, wenn dich jemand geärgert hat. Für jeden Moment, der dir einfällt, suchst du eine Figur aus und legst sie an der Stelle an das Seil, wann es passiert ist. Also z. B., wenn es in der Kita war, dann eher an Anfang. Wenn es ein schöner Moment war, dann über das Seil und bei einer nicht so schönen Begegnung unter das Seil.«

Alternative Ideen / Ergänzungen

- Wenn Sie diese Übung mit Gruppen machen, kann jedes Kind ein eigenes Seil und eigene »Stellvertreter-Personen« haben. Alternativ legen Sie ein großes Seil in die Mitte und die Kinder legen ihre »Stellvertreter« an das große Seil.
- Wenn Kindern erstmal wenig einfällt, können Sie eine bestimmte Anzahl an Figuren »vorgeben« und nach beispielsweise drei positiven und drei negativen Begegnungen fragen.
- Wenn Sie verschiedene Materialien zur Verfügung haben, können Sie die Kinder auch auswählen lassen, mit welchen Figuren sie ihre »sozialen Momente« legen wollen. Das erhöht die Partizipation, Motivation und Identifikation.

Seiltänzer

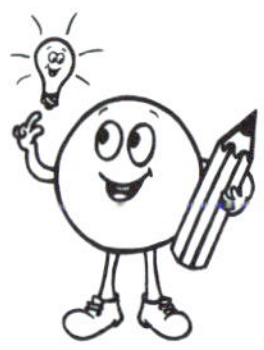

Das merk ich mir

In meinem Leben habe ich schon viele Menschen kennen gelernt und viel mit ihnen erlebt. Es gibt schöne und nicht so schöne Begegnungen.

Das Seil ist wie dein Leben. Male lustige Menschen auf das Seil für Begegnungen, die dir Spaß gemacht haben. Die Personen auf dem Seil sind wie Seiltänzer, denen zuzuschauen macht auch Spaß. Anschließend male andere Menschen unter das Seil, für Begegnungen, die nicht so großartig waren.

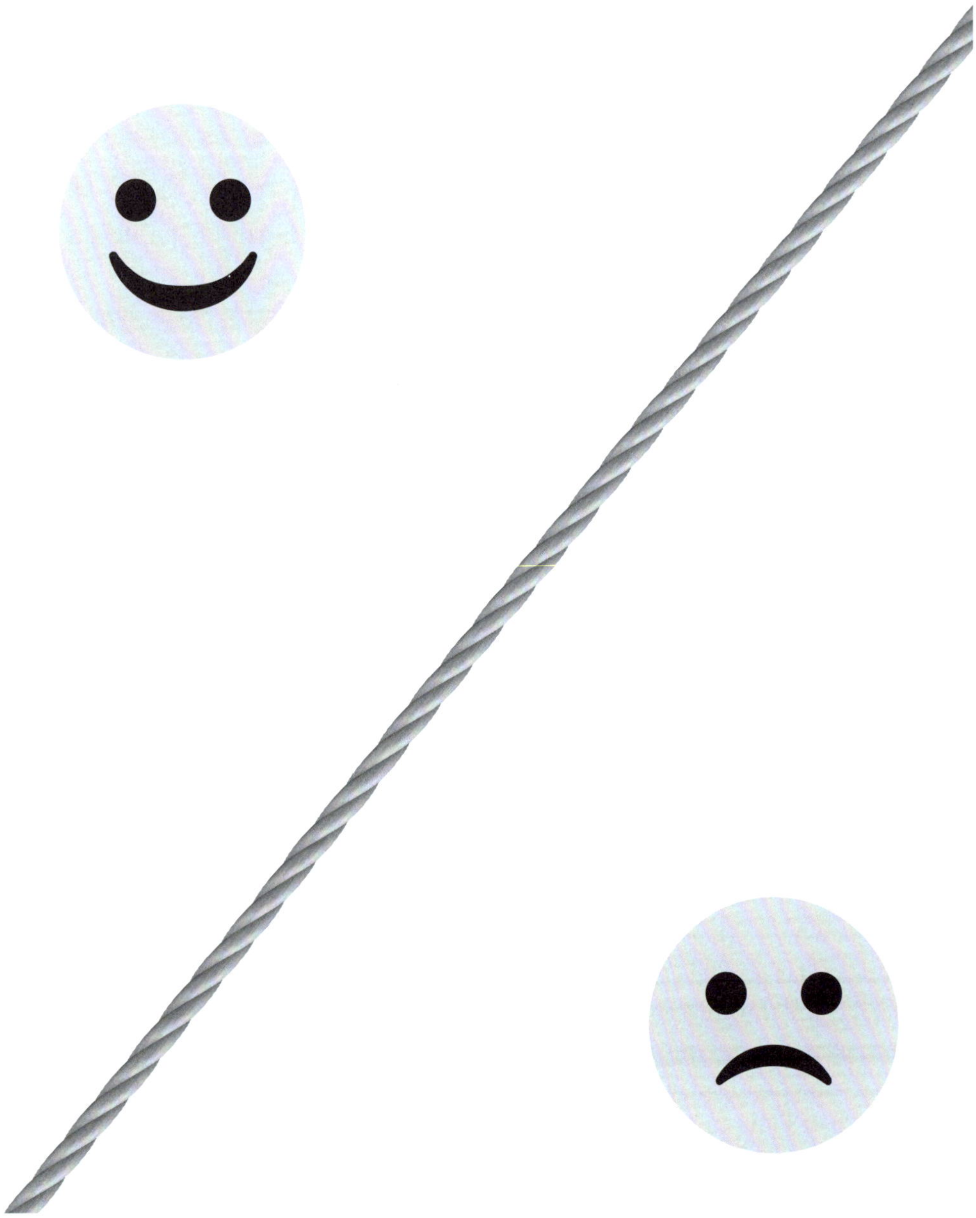

Meine kleine Welt

- **Beschreibung:** Die Kinder bauen mit Bausteinen Begrenzungen für ihre hauptsächlichen Lebensumfelder. (Zuhause, Schule, Hobbys …). Dort hinein setzen sie Figuren für die Menschen, die ihnen wichtig sind.
- **Ziel**: Sowohl die Kinder als auch Sie erhalten Auskunft über die soziale Struktur, in der sich die Kinder befinden. Sie erkennen, wie stark die Ressourcen ausgeprägt sind, welche genutzt werden können und welche Ressourcen erst aufgebaut werden müssen.
- **Dauer**: ca. 30 Minuten
- **Material**: Bausteine, ca. 30 Figuren (Spielfiguren, Biegepuppen, Tiere o. Ä.)

Die Übung erklären

»Ich sehe dich ja immer nur hier. Heute interessiert mich, wen es sonst noch so gibt in deinem Leben und welche Leute du wann und wo triffst. An welchen Orten bist du meistens, also zu Hause, in der Schule und wo noch? Hier habe ich einige Bausteine. Bau mal Umgrenzungen für alle diese Orte. Und hier haben wir viele Figuren. Stell doch mal überall Figuren für die wichtigsten Personen auf, die du so kennst. Wenn du die Person sehr magst, könntest du sie z. B. dicht an dich selbst stellen.«

Alternative Ideen / Ergänzungen

- Wenn Sie diese Übung mit Gruppen durchführen, können Sie zwei bis drei Häuser in die Mitte bauen und die Kinder malen die Figuren jeweils auf ihre Arbeitsblätter.
- Wenn Sie mit älteren oder sehr reflektierten Kindern arbeiten, kann das Kind in die jeweilige Mitte des »Gebäudes« eine Stellvertreterfigur für sich selbst stellen und die anderen Figuren in dem jeweiligen Abstand, der zu der emotionalen Distanz passt.
- Wenn Sie mit Gruppen arbeiten, können Sie auch zuvor eine Situation definieren (z. B. Schule) und ein Kind in die Mitte stellen. Es soll dann die anderen Kinder als Stellvertreter um sich herumstellen, ggf. auch in der passenden Distanz.
- Sofern Personen mehrfach oder mit unterschiedlichen Begegnungsqualitäten vorkommen, sollen diese auch mehrfach gelegt werden.

Meine kleine Welt

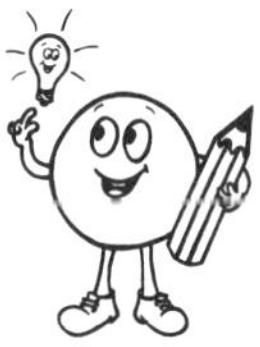

Das merk ich mir

Ich kenne viele Menschen. In der Schule zuhause und an anderen Orten. Ich will mir merken, wen es gerade in meinem Leben gibt.

Hier siehst du ein Haus für Zuhause, eine Schule und zwei andere Gebäude für Orte, an denen du dich aufhältst. Male oder schreibe alle Personen rein, die dir da wichtig sind.

Zuhause

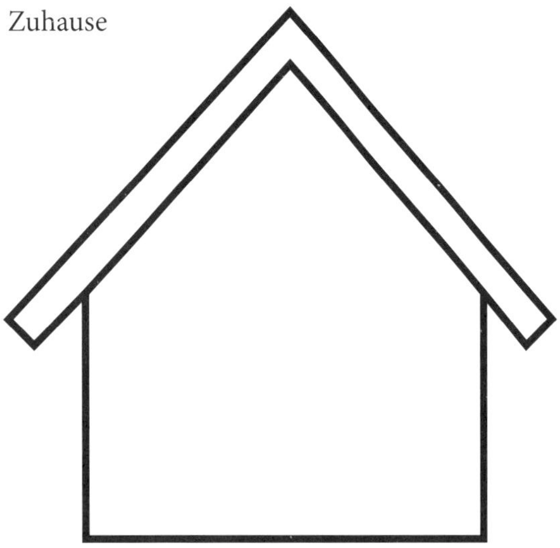

Schule

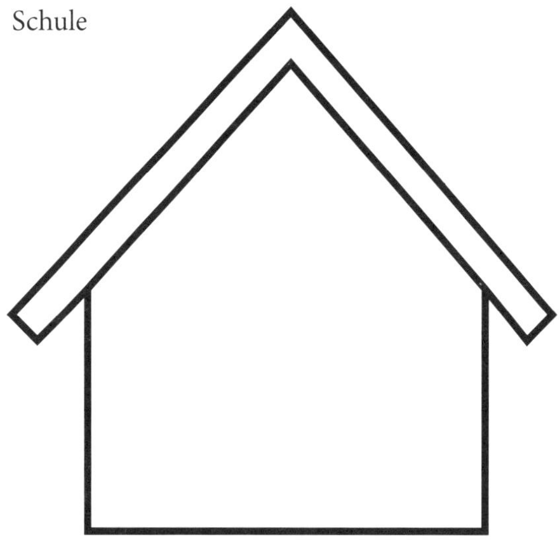

Ort:

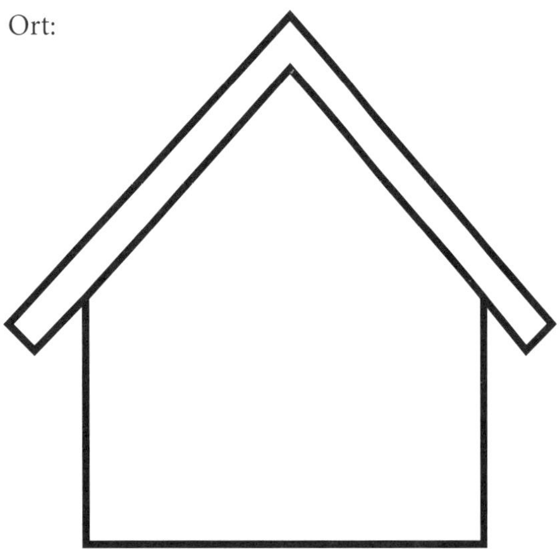

Ort:

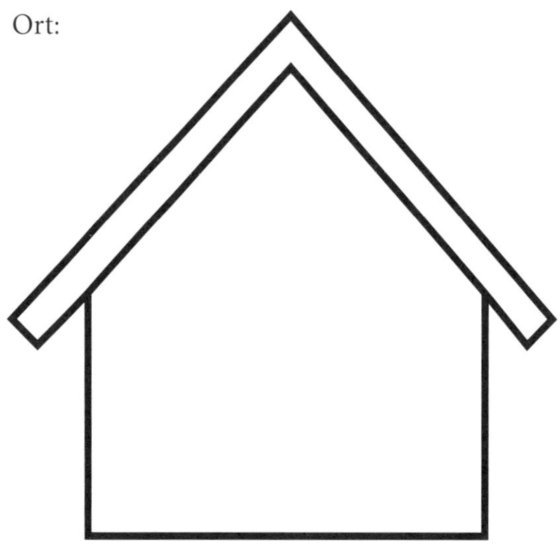

Einfluss der Umgebung auf soziales Verhalten der Kinder

Wünschen Sie sich als Familie oder Angehörige eine Verbesserung im Sozialverhalten Ihres Kindes? Die gute Nachricht: Das Erleben und Verhalten Ihres Kindes in sozialen Situationen kann verbessert werden und Sie selbst können diese Entwicklung auch positiv beeinflussen.

Für positive Veränderungen des sozialen Verhaltes Ihres Kindes sind zwei wichtige Schritte notwendig:

(1) Verstehen und Verändern der sozialen Probleme des Kindes
(2) Analysieren und ggf. Anpassen des sozialen Erlebens und Verhaltens der Familie oder nahen Bezugspersonen

(1) Verstehen der sozialen Probleme

Es gibt sehr viele unterschiedliche Gründe, die dazu führen können, dass Ihr Kind soziale Probleme hat:

- schlechte Erfahrungen mit anderen
- Selbstunsicherheit
- Ängste
- wenig Interesse an anderen Menschen
- fehlendes Verständnis für das, was sozial passiert
- Mobbing
- Reizüberflutung
- Missverständnisse
- Impulsivität
- …

Vor der Therapie wollen wir also möglichst genau herausfinden, welche Erfahrungen Ihr Kind mit unterschiedlichen Begegnungen gemacht hat.

(2) Sozialanalyse der Familie

Als nahe Angehörige sind Sie wichtige Vorbilder für Ihr Kind. Wenn Sie schlechte Erfahrungen gemacht haben oder machen, ist die Wahrscheinlichkeit hoch, dass Ihr Kind dies ebenfalls tut. Wenn Sie bessere Erfahrungen machen, verbessern sich auch die Erfahrungen Ihres Kindes. Daher werden wir uns auch das soziale Verhalten und Erleben der Familie gemeinsam genauer anschauen.

AB 6 • E

Familien-Sozialfragebogen

Um das soziale Verhalten Ihres Kindes zu verstehen und positiv verändern zu können, ist es hilfreich zu wissen, wie das soziale Umfeld Ihrer Familie ist und wie Sie als nahe Bezugspersonen soziale Situationen erleben. Bitte beantworten Sie dazu die folgenden Fragen. Wenn Sie sich nicht sicher sind, schreiben Sie gerne Ihre Gedanken dazu auf die Rückseite.

	Stimmt	Stimmt etwas	Stimmt nicht
Als Familie fühlen wir uns sozial gut integriert.	☐	☐	☐
Wir unternehmen gerne Dinge mit anderen Menschen.	☐	☐	☐
Wir bleiben als Kernfamilie lieber für uns allein.	☐	☐	☐
Wir erleben soziale Kontakte als Bereicherung.	☐	☐	☐
Wenn wir nicht müssten, hätten wir kaum Kontakte nach außen.	☐	☐	☐
Wir haben oft Besuch zuhause.	☐	☐	☐
Wir setzen uns gerne für andere ein.	☐	☐	☐

Wie viele soziale Kontakte haben die einzelnen Mitglieder Ihrer Familie und wie zufrieden sind diese damit? Nennen Sie gerne alle Erwachsenen und Kinder.

Name des Familienmitglieds	Anzahl Kontakte	Zufrieden damit	Nicht zufrieden

Wie oft pro Monat unternehmen Sie etwas mit Personen außerhalb der Familie?

Name der Person	Häufigkeit	Zufrieden damit	Nicht zufrieden
Gesamtfamilie zusammen			

Kontakte fürs Leben

Als nahe Angehörige haben Sie viel Einfluss auf das soziale Verhalten und Erleben Ihres Kindes. Wenn Sie soziale Kontakte eher als Bereicherung erleben und gerne mit anderen Menschen Zeit verbringen, ist die Wahrscheinlichkeit größer, dass Ihr Kind diese ebenfalls so erlebt. Obwohl soziale Kontakte für gesunde Entwicklungen in der Regel wichtig sind, gibt es viele Gründe, die dazu führen, dass Menschen sich lieber zurückziehen. Dies hat oft mit Erfahrungen zu tun, die wir als unangenehm erlebt haben. Vor wiederholten belastenden Ereignissen wollen wir uns schützen und ziehen uns zurück. Dies ist normal und verständlich, führt aber leider auch dazu, dass wir kaum neue schönere Erfahrungen machen. Die eigene »Geschichte« sozialer Begegnungen zu kennen, hilft das eigene Verhalten und Erleben besser zu verstehen und ggf. Beziehungsmuster zu verändern.

Der Zeitstrahl stellt Ihre verschiedenen Lebensphasen dar. Malen Sie Wegweiser für verschiedene Kontakte zu Menschen, die Ihr Leben beeinflusst haben. Haben diese Kontakte Ihre Entwicklung gefördert, dann können Sie ein + dazu malen oder eher erschwert, dann malen sie ein –, oder war es eher neutral, dann +/–?

Geburt

Jetzt

AB 8 • E

Mehr davon

Zum Glück haben alle Menschen auch Kontakte, die hilfreich und wohltuend (oder zumindest nicht ganz schädlich) sind. Oft denken wir jedoch mehr über die unangenehmen Begegnungen nach. Als erwachsene Menschen können wir immer mehr entscheiden, mit wem wir uns umgeben. Umso mehr angenehme Kontakte Sie selbst pflegen, umso besser geht es Ihrem Kind. Nehmen Sie sich ein wenig Zeit, über Ihre angenehmen Kontakte nachzudenken.

Mit diesen Menschen bin ich gerne zusammen:

....

....

....

Hiermit verbringen wir unsere Zeit:

....

....

....

Hieran merke ich, dass mir diese Begegnungen guttun (meine Gedanken / Gefühle / Körperreaktionen):

....

....

....

Mit folgenden Menschen könnte ich in der nächsten Zeit mal wieder etwas unternehmen:

....

....

....

Folgende Unternehmungen nehme ich mir in den nächsten zwei Wochen vor:

....

....

....

4 Bedürfnisse

In Anbetracht der Tatsache, dass die Gründe für soziale Unsicherheiten und Probleme von Kindern so vielseitig sind, ist eine individuelle Therapieplanung und ein individuelles Problemverständnis von entscheidender Bedeutung. Nur wenn wir die Gründe für soziales Problemverhalten kennen und diese behandeln, erreichen wir wirkliche Veränderungen, die über die Behebung von Symptomen oder das Trainieren (bzw. Wegtrainieren) von Fertigkeiten hinausgehen.

Die Wichtigkeit von Bedürfnissen für das Wohlbefinden und das soziale Miteinander ist seit Langem bekannt, rückt aber auch in der praktischen Psychotherapie therapieschulenübergreifend stärker in den Fokus (Grawe, 2004; Young et al., 2005). Die Betrachtung von Grundbedürfnissen kann bei der Untersuchung individueller Entstehungsgeschichten sozialer Defizite ein wichtiger Baustein sein. In der *Basic Psychological Needs Theory* (BPNT) beschreiben Ryan und Deci (2022) starke individuelle und zwischenmenschliche Folgen durch Frustration der Grundbedürfnisse.

Wichtig • Frustrierten Grundbedürfnissen in der Therapie auf den Grund gehen

Die Betrachtung der Bedürfnisse können Hinweise liefern, was die Kinder in vergangenen, potenziell verletzenden Situationen gebraucht hätten und was sie in der Zukunft brauchen, um positive soziale Momente zu erleben. Ferner lassen sich in der Elternarbeit anhand der Bedürfnisse hilfreiche Ansatzpunkte für förderliches Erziehungsverhalten erarbeiten und die Selbstfürsorge der Eltern verbessern.

Welche kindlichen Grundbedürfnisse gibt es?

Bis heute gibt es keine einheitliche, wissenschaftlich fundierte Beschreibung kindlicher Grundbedürfnisse. Am gesichertsten sind die von Grawe in seiner Konsistenztheorie (2004) beschriebenen Grundbedürfnisse nach Bindung, positiver Kontrollerfahrung / Orientierung, Selbstwerterhöhung / Selbstwertschutz und Lustgewinn / Unlustvermeidung. Ryan und Deci beschreiben in ihrer Selbstbestimmungstheorie (2017) die Bedürfnisse nach Kompetenzerleben, Verbundenheit und Autonomie. Im Rahmen der Beschreibung schematherapeutischer Interventionen für Kinder postulieren Zarbock et al. (2013) sechs Bedürfnisse, die die vier Bedürfnisse nach Grawe (2004), die Autonomie nach Ryan und Deci (2017) sowie das eher physische Grundbedürfnis nach Sicherheit beinhalten. Aufgrund der hohen praktischen Relevanz und Etablierung werden diese sechs Bedürfnisse im Rahmen dieses Werkes als Grundlage genommen. Nach Zarbock et al. (2013) werden in der Folge also sechs Grundbedürfnisse betrachtet:

(1) Bindung
(2) Kontrolle und Orientierung
(3) Selbstwerterhöhung und Selbstwertschutz
(4) Lustgewinn und Unlustvermeidung
(5) Autonomie
(6) Sicherheit

Wichtig • Limitation der Bedürfniskonstrukte

Schär und Steinebach (2005) betonen, dass es sich bei den Bedürfnissen um reine gedankliche und damit theoretische Konstrukte handelt, die helfen, die Welt zu verstehen, diese aber immer simplifizieren. Die Auswahl der Bedürfnisse ist also nicht erschöpfend und die Definition ist nicht endgültig festgelegt. Dies hat auch Vorteile, weil wir dadurch individuell genauer fragen und eruieren sollten. Wenn Kinder oder Angehörige andere Bedürfnisse oder Begriffe benennen, ist dies zu fördern, weil dadurch die individuelle Identifikation verbessert wird.

Können Bedürfnisse auch »übererfüllt« werden?

Die Frage nach potenzieller Übererfüllung von Bedürfnissen stellt eine weitere, nicht abgeschlossene Diskussion dar. Während lange insbesondere der Mangel an Bedürfnisbefriedigung fokussiert wurde, wird zunehmend auch die Möglichkeit einer zumindest »empfundenen« Übererfüllung diskutiert. Young et al. (2003) sprachen im Rahmen einer Ableitung für Schematherapie von »inadäquater Bedürfniserfüllung«. Sie meinen damit sowohl die toxische Frustration von Bedürfnissen (mangelnde Erfüllung), als auch Überprotektion oder Verwöhnung, also einer potenziellen Übererfüllung von Bedürfnissen.

Auf theoretischer Basis ist die Frage nach Übererfüllung nicht abschließend geklärt. Es spricht einiges dafür zu sagen, dass es bei Bedürfnissen kein »zu viel« gibt. Denkbar wäre auch, dass eine gefühlte Übererfüllung durch eine Untererfüllung von anderen Bedürfnissen erklärt werden könnte. Die praktische Relevanz empfundener Übererfüllung ist dahingegen vielfach wahrgenommen.

Beispiel

Justus (8 Jahre): »Ich muss immer ohne Papa von der Schule nach Hause laufen und die Tür allein aufschließen. Da habe ich immer Angst, dass der Schlüssel nicht geht. Ich mag nicht so viel alleine machen.« (Das Kind erlebt zu viel Autonomie.)

Fritz (17 Jahre): »Seit Monaten mache ich nur noch, was mir Spaß macht, zocken bis 05:00 Uhr morgens. Ich komme zu nichts anderem mehr.« (Das Kind berichtet von »zu viel Freude«.)

Johanna (12 Jahre): »In der Grundschule wurde ich nonstop für alles gelobt, weil die Schule leicht war für mich. Ich konnte es teilweise gar nicht mehr ertragen. Jetzt kann ich den Stoff nicht mehr und fange gar nicht erst an zu lernen, weil ich Angst habe, nicht so viel Lob zu bekommen.« (Das Kind berichtet von zu viel Wertschätzung und Anerkennung.)

Aufgrund der praktischen Relevanz findet das Konstrukt der »Übererfüllung« in den Materialien dieses Kapitels Berücksichtigung, auch wenn die theoretische Grundlage noch diskussionswürdig ist. Die individuelle Wichtigkeit einzelner Bedürfnisse ist zusätzlich neben dem Grad der Befriedigung zu beachten. So ist es möglich, dass sich ein Kind z. B. wenig autonom erlebt, damit aber auch zufrieden ist.

Bedürfnisaufschub

Die Fähigkeit von Bedürfnisaufschub ist neben dem Streben nach Bedürfnisbefriedigung gleichermaßen von zentraler Bedeutung. Wichtig ist es, mit Kindern und Eltern herauszuarbeiten, dass nie alle Bedürfnisse und auch nicht alle Bedürfnisse aller Personen zu jeder Zeit erfüllt sein können und müssen. Es ist entscheidend, dass es nicht dauerhaft zu einseitigen Frustrationen kommt. Daher ist auch der Erwerb der Fähigkeit zu Bedürfnisaufschub für begrenzte Zeit ein wichtiges Therapieziel.

Wichtig • Die Gefahr der einseitigen Betrachtung von Bedürfnissen

Ausschließliches Fokussieren auf die Befriedigung eigener Bedürfnisse führt zu Isolation, Unglück und dem Abbau sozialer Kompetenz. Ziel muss also immer eine ausgewogene Berücksichtigung eigener und fremder Bedürfnisse sein. Daher ist das Wissen über Bedürfnisse wichtig, um individuelle und zwischenmenschliche Unausgewogenheiten immer wieder zu entdecken und zu korrigieren.

Ziele der Materialien dieses Kapitels:

- ▶ Bedürfnisse erkennen und benennen
- ▶ Bedürfnisbefriedigung anstreben
- ▶ Bedürfnisaufschub lernen
- ▶ Bedürfnisausgleich fördern

Arbeits- und Informationsmaterial

AB 9 Bedürfniskugel-Theater

In dieser Übung spielen und erraten die Kinder die Grundbedürfnisse. Sie lernen diese kennen und erinnern und erleben die Gefühle von erfüllten Bedürfnissen ganzheitlich. Diese Übung ist sowohl für das Gruppen- als auch für das Einzelsetting geeignet.

AB 10 Meine Bedürfniskugeln

Durch das Arbeitsblatt erfahren die Kinder, was Bedürfnisse sind, und lernen die sechs Grundbedürfnisse im Detail kennen.

AB 11 Bedürfnis-Smileys

Durch dieses Arbeitsblatt lernen die Kinder, ihre Bedürfnisse wahrzunehmen und die Befriedigung ihrer Bedürfnisse einzuschätzen.

AB 12 Bedürfnistafel

Mithilfe von Karten in drei verschiedenen Farben (Grün, Gelb, Rot) lernen die Kinder den Grad ihrer Bedürfnisbefriedigung in unterschiedlichen Situationen zu eruieren und optisch sichtbar zu machen. Diese Übung ist sowohl für das Gruppen- als auch für das Einzelsetting geeignet.

AB 13 Bedürfnis-Quatsch

Diese Übung ist für ein Gruppensetting entwickelt worden. Zunächst erzählt jeweils ein Kind von drei Bedürfnissen (Das brauche ich, damit es mir gut geht), von denen eines »Quatsch« ist und kein Bedürfnis darstellt. Die anderen raten, welches die »Quatschaussage« ist. Die Kinder lernen ihre Bedürfnisse und die der anderen kennen. Empathie wird gestärkt. Das Kinder-Arbeitsblatt vertieft die Bedürfniswahrnehmung, in dem jedes Kind die Dinge schriftlich fixiert, die es braucht, damit es ihm / ihr gut geht und die andere brauchen, damit es ihnen gut geht.

AB 14 Bedürfnis-Richter

In der Übung dürfen die Kinder in der Funktion eines Richters feststellen, ob Alltagsgeschichten (in denen Bedürfnisse Einzelner zum Teil nicht beachtet werden) gerecht sind. Sofern diese nicht gerecht sind, schlägt das Kinder Alternativen vor, die dazu führen, dass die Bedürfnisse ausgewogener gestillt werden. Diese Übung ist sowohl für das Gruppen- als auch für das Einzelsetting geeignet.

AB 15 Einer für alle, alle für einen

Durch dieses Arbeitsblatt werden die Kinder daran erinnert, dass gute gelingende Gemeinschaft darin besteht, dass die Kinder etwas fürs Team tun und das Team etwas für sie. Sie sammeln Situationen, in denen sie etwas beigetragen haben und in denen andere Teammitglieder ihnen geholfen haben. Diese Übung ist für ein Gruppensetting entwickelt worden.

AB 16 Warte-Rallye
Auf der Warterallye durchlaufen die Kinder verschiedene Stationen, bei denen sie Aufgaben zum Warten erfüllen und Wartetaler sammeln können. Sie lernen, dass sich Bedürfnisaufschub lohnen kann. Diese Übung ist sowohl für das Gruppen- als auch für das Einzelsetting geeignet.

AB 17 Warteprofi
Durch das Arbeitsblatt wird den Kindern Verständnis entgegengebracht, das Bedürfnisaufschub / Warten schwer ist, aber sich lohnt. Sie erarbeiten sich konkrete »Wartehilfen«.

INFO 4 Grundbedürfnisse
Das Informationsblatt vermittelt Angehörigen Wissen und Sensibilität in Bezug auf Grundbedürfnisse aller Familienmitglieder und was sie konkret tun können, damit Bedürfnisse innerhalb der Familie besser beachtet und reguliert werden.

AB 18 Bedürfnis-Elternfragebogen
In diesen beiden Fragebögen schätzen die Eltern bzw. Angehörigen ihre eigene Bedürfnisbefriedigung sowie die ihrer Kinder ein und verbessern somit auch ihre Eigenwahrnehmung.

AB 19 Warte-Garten
Um das Warten (Bedürfnisaufschub) innerhalb der Familie zu lernen und deren Zusammenhalt und das Verständnis untereinander zu stärken, pflanzen die Familienmitglieder in dieser Übung einen »Wartegarten« und gestalten die verschiedenen Schritte gemeinsam.

AB 20 Warten leicht gemacht
Auf dem Arbeitsblatt erhalten die Eltern bzw. Angehörigen praktische Impulse, wie sie die Fähigkeit des Wartens bei ihrem Kind fördern können.

AB 21 Bedürfnis-Waage
Auf dem Arbeitsblatt schätzen Eltern bzw. Angehörige ein, wie ausgewogen die Bedürfnisse innerhalb der Familie sind und ob sie eher dazu tendieren, ausschließlich an die Kinder oder zu sehr an sich selbst zu denken, und wie sie eventuelle Unausgewogenheit ggf. korrigieren können.

Bedürfniskugel-Theater

- **Beschreibung:** Sie schneiden die Bedürfniskugelies (auf der zweiten Seite dieses Arbeitsblatts) aus und können sie ggf. laminieren. Das Kind zieht verdeckt ein Bedürfniskugelie und spielt Ihnen (oder bei Gruppentherapie der Gruppe) das Bedürfnis vor. Sie raten und fragen das Kind, wie sich das Bedürfnis anfühlt.
- **Ziel:** Kinder lernen die Bedürfnisse kennen. Durch das Vorspielen spüren sie diese zeitgleich. Der Zugang ist somit ganzheitlicher auch auf körperlicher und emotionaler Ebene zu erleben.
- **Dauer**: ca. 10 Minuten
- **Material**: Schere, 6 ausgeschnittene Bedürfniskugelies

Die Übung erklären

»Heute habe ich sechs Kugelies mitgebracht. Sie erinnern uns an Dinge, die wir brauchen, damit es uns gutgeht: also an Bedürfnisse. Ich sehe nur die Rückseite, du ziehst einen und spielst mir vor, was dieser Kugelie braucht, damit es ihm gut geht. Ich rate dann.

[*Kind spielt vor, Sie raten und loben das Kind!*]

Super gespielt! Wir brauchen also … (z. B. Freude und Spaß), damit es uns gut geht. Du hast es eben toll gespielt, wann hattest du das letzte Mal so richtig Spaß? Wie fühlt es sich an, wenn du zu etwas so richtig Lust hast? Wie fühlst sich an dein Körper an? Wie sind deine Gefühle dabei? Wie sind deine Gedanken?«

Alternative Ideen / Ergänzungen

- Sie können die Kinder auch nach Namen für die Bedürfnisse fragen, dann finden sie ihre eigenen Begrifflichkeiten.
- Wenn die Kinder nicht erkennen, was gemeint ist, überlegen Sie gemeinsam und spielen das Bedürfnis zusammen. Es kann auch auf Video aufgenommen werden (wenn eine Einwilligung vorliegt) und den Eltern zum Raten vorgespielt werden.
- Wenn Sie mit einer Gruppe arbeiten, darf jedes Kind einmal spielen. Sie können mit dem »spielenden« Kind kurz rausgehen und das Theater vorbereiten.
- Kleine Kinder malen die Kugelies gerne an.
- Es bietet sich an, die Kugelies mehrfach auszudrucken, aufzubewahren und zu laminieren, dann können Sie diese im Verlauf der Therapie immer wieder nutzen.

Bedürfnisskugel-Theater

Wertschätzung

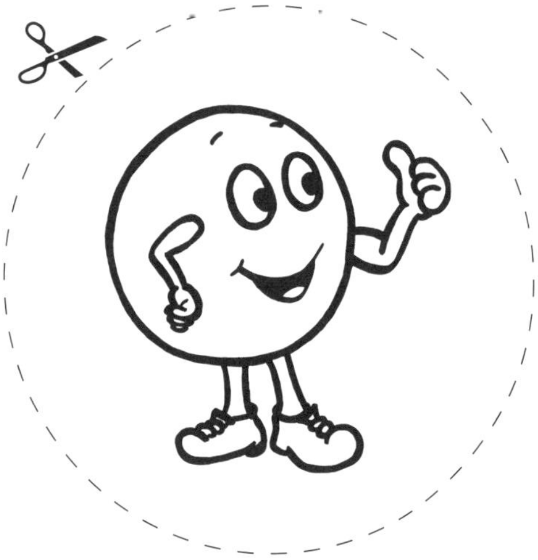

Beziehung

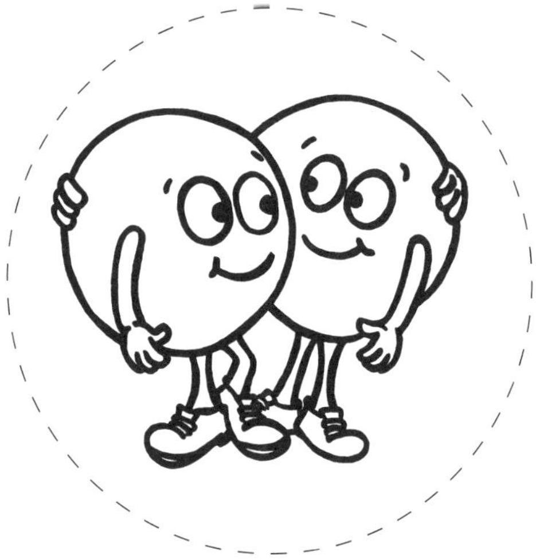

Struktur

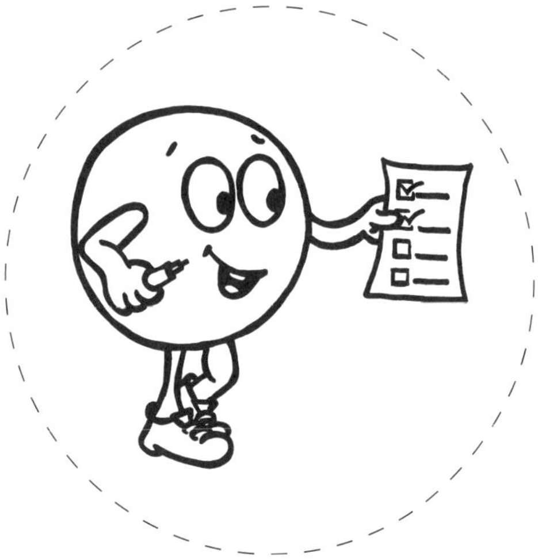

Autonomie

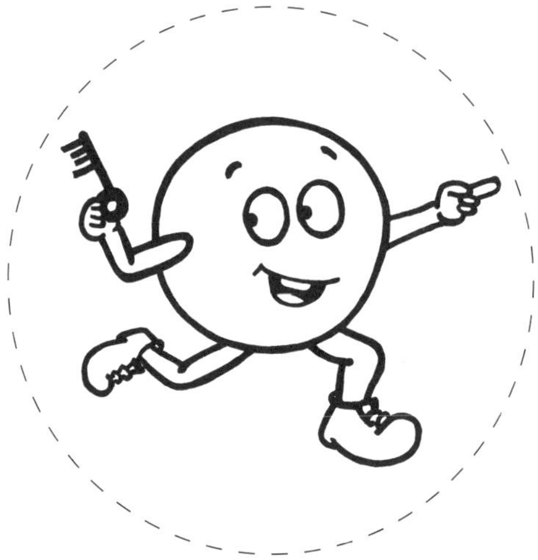

Freude

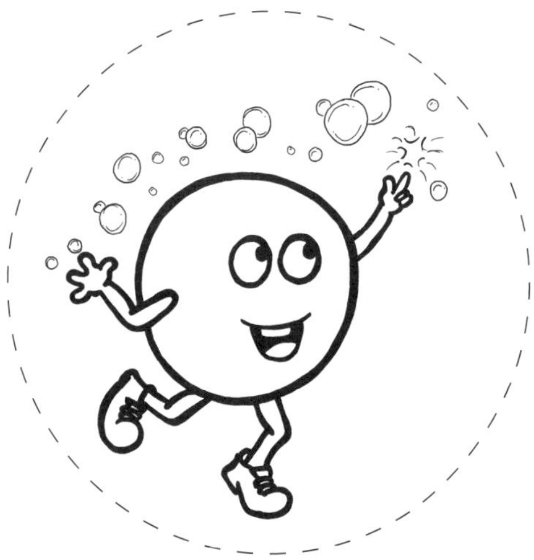

Sicherheit

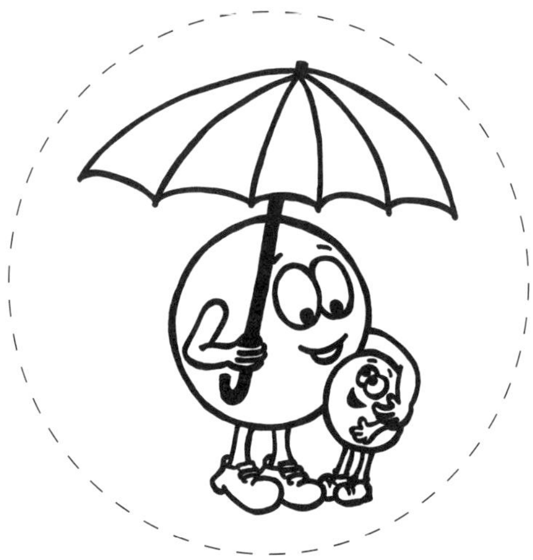

AB 10 • K

Meine Bedürfniskugeln

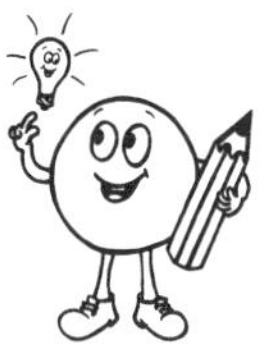

Das merk ich mir

Bedürfnisse zeigen, was wir brauchen, damit es uns gut geht.

Male die Kugelies an und schreibe daneben, was sie bedeuten!

Damit es mir gut geht, brauche ich:

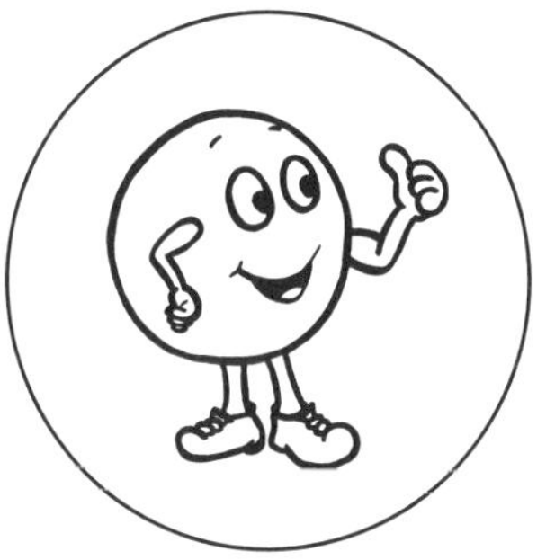

....

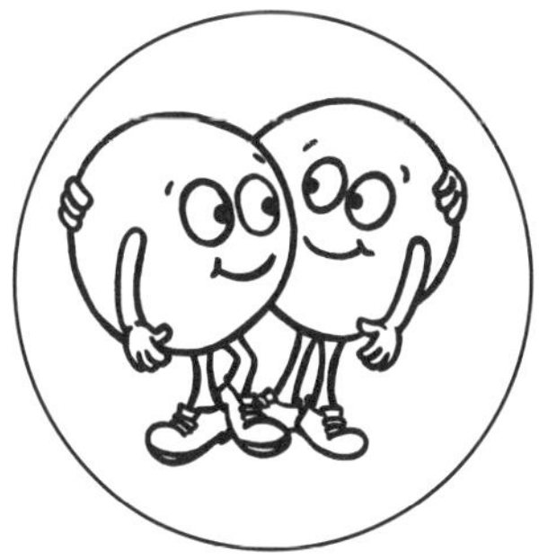

....

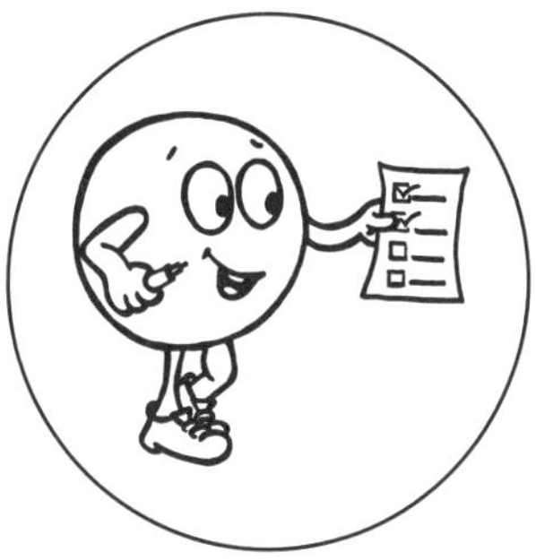

....

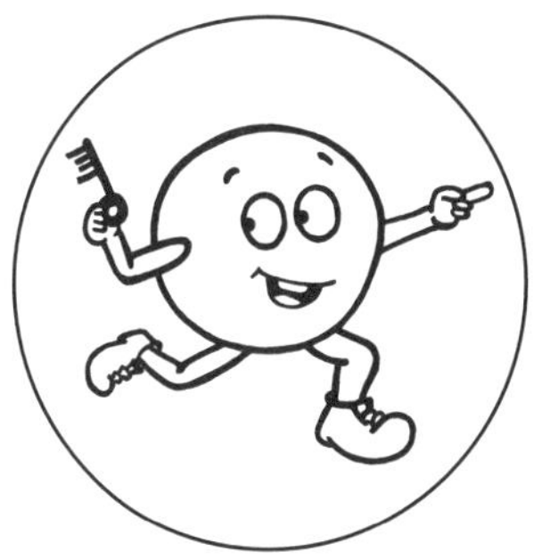

....

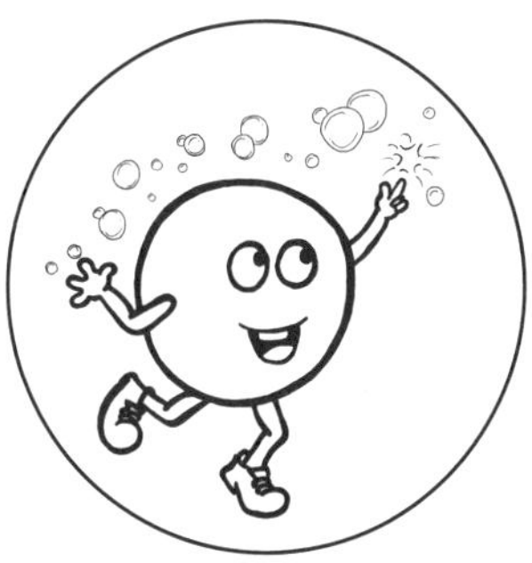

....

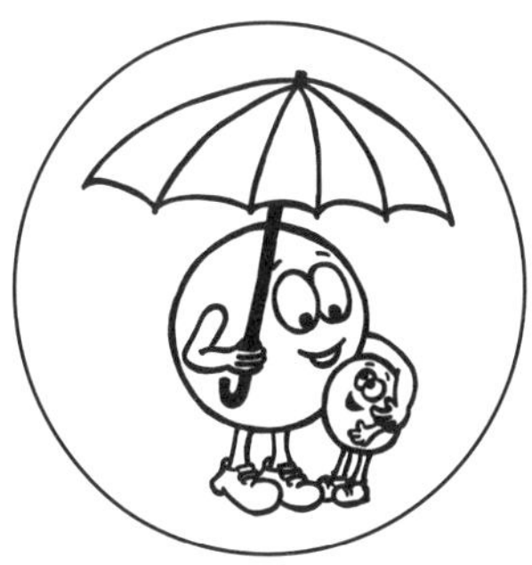

....

AB 11 • K

Bedürfnis-Smileys

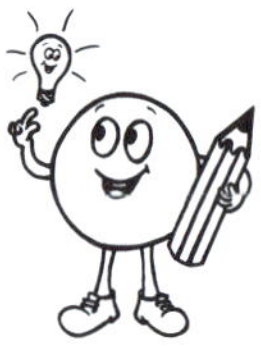

Das merk ich mir

Mit unseren Bedürfnissen – also dem, was wir brauchen, damit es uns gut geht – können wir zufrieden sein oder wir haben davon gerade zu wenig oder vielleicht auch zu viel.

Kreuze die Smileys an, die für dich passen:

		zu wenig	genau richtig	zu viel
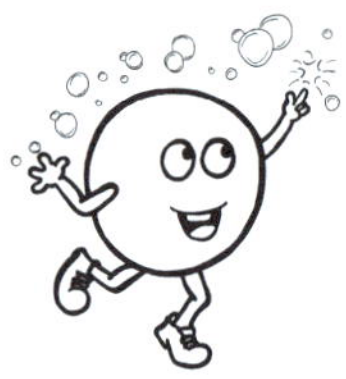	Freude habe ich …	☹	☺	☹
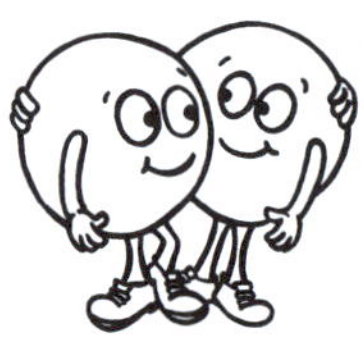	Bindung / Beziehung habe ich …	☹	☺	☹
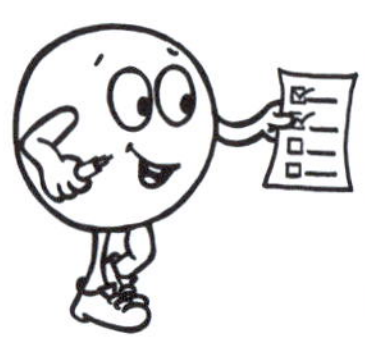	Struktur / Plan habe ich …	☹	☺	☹
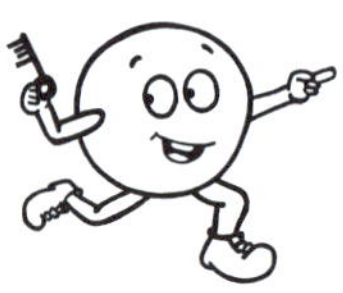	Autonomie / Selbstständigkeit habe ich …	☹	☺	☹
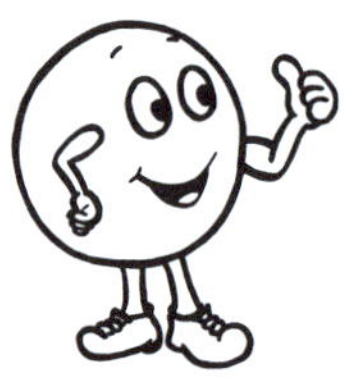	Wertschätzung / Selbstwert / Lob habe ich …	☹	☺	☹
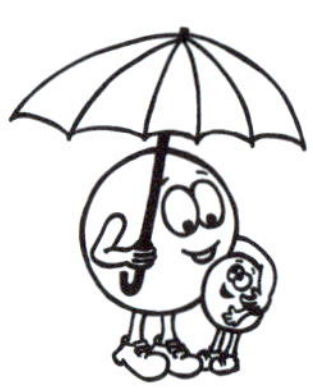	Sicherheit habe ich …	☹	☺	☹

Bedürfnistafel

- **Beschreibung:** Auf »Farbkarten« (grün / gelb / rot) wird die Bedürfnisbefriedigung eingeschätzt. Sie oder die Kinder selbst schneiden dafür die Bedürfniskugelies von AB 9 »Bedürfniskugel-Theater« aus (und können diese ggf. auf Magnetaufkleber kleben oder laminieren). Sie führen Bedürfnistafeln ein, diese können mittels farbigem Papier einfach auf dem Boden oder Tisch liegen. Sie können die Farbtafeln aber auch auf ein (magnetisches oder normales) Flipchart anbringen und die Kinder befestigen ihre Bedürfniskugelies dort. Das Kind beurteilt, ob es mit dem jeweiligen Bedürfnis zufrieden ist, dann kann das Bedürfnis auf die grüne Karte / das grüne Blatt oder auf die Magnetwand gelegt werden. Wenn das Kind ein wenig unzufrieden ist (Unter- oder Übererfüllung), wird das Bedürfnis auf Gelb zugeordnet, wenn es sehr unzufrieden ist, auf Rot. Um die Möglichkeiten der Unter- und Übererfüllung deutlich zu machen, sollte die grüne Karte in der Mitte liegen und jeweils rechts und links davon eine gelbe und eine rote Karte.
- **Ziel:** Kinder vertiefen das Konzept von Bedürfnisbefriedigung inkl. Unter- und Übererfüllung. Sie lernen Ereignisse und Momente in Bezug auf die Bedürfnisbefriedigung einzuschätzen.
- **Dauer**: ca. 30 Minuten
- **Material**: Schere, 6 ausgeschnittene Bedürfniskugelies, Farbkarten bzw. farbiges Papier DIN-A4 (einmal grün, zweimal gelb, zweimal rot), ggf. Magnetaufkleber für die Kugelies und Farbkarten

Die Übung erklären

»Heute darfst du die Bedürfniskugelies auf bunte Farbkarten legen. Ich habe hier drei Farben, wie bei einer Ampel. Grün passt, wenn alles gut ist. Gelb, wenn es ein bisschen schwierig ist, und Rot, wenn was gar nicht passt. Wir können mal schauen, wie es gerade mit deinen Bedürfnissen ist. Wie ist es gerade mit Freude / Spaß? Hast du in der letzten Zeit genug schöne Dinge unternommen? Dann legen wir den Spaß-Kugelie hier auf Grün. Vielleicht hattest du aber auch etwas zu wenig, dann legen wir ihn hier auf Gelb. Oder viel zu wenig, dann hier auf Rot.

Du siehst, es gibt die Farben Gelb und Rot zweimal, das liegt daran, dass man ja auch zu viel von etwas haben könnte. Wenn du z. B. zu viele Regeln und Hausgaben hast und nie Zeit zum Spielen, könntest du z. B. das Kontroll-Kugelie auf Gelb oder Rot in der anderen Richtung legen.«

Alternative Ideen / Ergänzungen

- Es bietet sich an, die Farbtafeln irgendwo (Flipchart, Plakat / Bodenbild) im Praxisraum fest zu installieren und auch die visualisierten Bedürfnisse (Bedürfniskugelies), so können sie mit den Kindern oder in Angehörigen bei allen Erzählungen auf die Bedürfnisse eingehen.
- Wenn das Konzept der »Übererfüllung« für Sie nicht passend erscheint, können auch nur insgesamt drei Farbtafeln genutzt werden. Ebenfalls, wenn es für sehr junge Kinder zu kompliziert ist. Ab ca. 8 Jahren wird das Konzept aber i. d. R. sehr gut verstanden.
- In der Folge können alle Erzählungen hier eingeordnet werden.
- Wenn Kinder noch jung sind, kann auch auf die gelbe Farbkarte verzichtet werden.

Bedürfnis-Quatsch

- **Beschreibung:** Sie spielen mit der Gruppe ein Spiel, bei dem jedes Kind nacheinander »Quatschmacher:in« sein darf. Es berichtet von drei Bedürfnissen bzw. von drei Dingen, die es braucht, damit es ihm / ihr gut geht. Eine der Aussagen ist Quatsch. Sie stimmt also nicht. Das Quatschmacher-Kind darf den Quatsch nicht verraten, die anderen raten nacheinander, was die »Quatschaussage« war.
- **Ziel:** Die Kinder lernen die individuellen Bedürfnisse kennen. Die Übung fördert Selbst- und Fremdwahrnehmung.
- **Dauer**: ca. 10 bis 20 Minuten (je nach Gruppengröße)
- **Material**: Schere, 2 ausgeschnittene Themen

Die Übung erklären

»Nun spielen wir das Bedürfnis-Quatsch-Spiel! Ein Kind ist Quatschmacher. Wenn du dran bist, erzählst du drei Sachen, die du brauchst, damit es dir gut geht. Eine Sache davon ist aber Quatsch. Die stimmt also nicht. Die anderen sollen dann rausfinden, was der Quatsch war. Ich mache es euch mal ganz einfach vor: »Damit es mir gutgeht, brauche ich schönes Wetter, Spaß und Fieber!« Nun dürft ihr raten, was davon ist Quatsch? [*Jedes Kind rät nacheinander.*] Genau, ihr hattet alle recht. Ich brauche nun wirklich kein Fieber, damit es mir gut geht. Nun seid ihr dran. Was der Quatsch ist, dürft ihr natürlich erst verraten, wenn alle dran waren.

Danach können wir noch eine zweite Runde spielen. Die ist noch etwas schwerer. Da denkt ihr euch eine andere Person aus und sagt, was diese Person braucht, damit es ihr gut geht. Dann sagt ihr z. B.: Damit es meinem 5-jährigen Bruder gut geht, braucht er …! Auch da ist wieder eine Aussage Quatsch und die andere raten, welche das ist. Los geht's!«

Alternative Ideen / Ergänzungen

- Sie können daraus ein Wettkampfspiel machen, in dem jedes Kind pro geratenem »Quatsch« Punkte sammelt. Besser wäre aber, wenn die Gruppe gemeinsam Bedürfnispunkte sammelt und Sie die Gruppe am Ende dafür loben, dass sie die anderen schon so gut kennen.
- Um die Spannung zu steigern, können Sie eine bestimmte Punktezahl vorgeben, die »andere Gruppen« erreicht haben: »Mal sehen, ob ihr auch so viele Punkte schafft!«

Bedürfnis-Quatsch

Zum Ausschneiden und je Runde in die Mitte legen

Damit es mir gut geht, brauche ich ....

Damit es meinem ....-jährigen .... gut geht, braucht er/sie ....

Bedürfnis-Quatsch

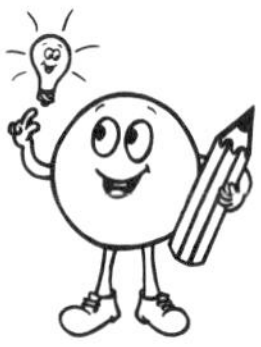

Das merk ich mir

Wir brauchen unterschiedliche Sachen, damit es uns gut geht.

Male oder schreibe zwei Sachen, die du brauchst, damit es dir und einer anderen Person gutgeht.

Damit es mir gut geht, brauche ich …

....

....

Damit es .... gut geht, braucht er/sie

....

....

Bedürfnis-Richter

Beschreibung: Sie lesen den Kindern ein paar Geschichten vor, in denen es um unausgeglichene Bedürfnisse geht. Die Kinder sind Bedürfnis-Richter und sollen die Fälle lösen, indem sie für Bedürfnisausgleich sorgen.

- **Ziel:** Kinder lernen das Prinzip von Bedürfnisausgleich kennen. Der Bedürfnis-Richter erleichtert den Alltagstransfer und soll helfen, auch im Alltag drauf zu achten, dass eigene und fremde Bedürfnisse berücksichtigt werden.
- **Dauer**: ca. 20 Minuten

Die Übung erklären

»Du kennst ja Schiedsrichter, oder? Die braucht man, damit es in einem Spiel gerecht zugeht! Kennst du auch einen Bedürfnis-Richter? Der kümmert sich darum, dass es mit den Bedürfnissen gerecht zugeht. Es ist nicht fair, wenn es immer nur um die Bedürfnisse von einer Person geht. Dann könnte die anderen sauer werden. Stell dir mal vor, dass zwei Kinder gerne mit der Mama kuscheln wollen, sie haben beide das Bedürfnis nach guter Beziehung zu ihrer Mama, aber ein Kind darf nicht mitkuscheln. Ist das gerecht? Was würde der Bedürfnis-Richter der Mutter raten? Genau: Das ist nicht gerecht. Die Mutter soll beide kuscheln lassen, wenn sie das Bedürfnis danach haben.

Ich erzähle nun ein paar Beispiele und du entscheidest als Bedürfnis-Richter, okay?«

Alternative Ideen / Ergänzungen

- Sie können den Bedürfnis-Richter auch nach eigenen Erlebnissen fragen, in denen etwas nicht ausgeglichen war.
- Fragen Sie die Kinder auch, ob ihnen Momente einfallen, in denen sie selbst die Bedürfnisse von anderen vergessen haben. Und warum das für die anderen doof war.
- Und andersrum: Wo ging es nur um die Bedürfnisse von anderen und ihre Bedürfnisse wurden vergessen?
- Sie diskutieren die Fälle mit den Kindern. Sicher gibt es auch mal Gründe, warum es doch gerecht sein kann. Das kann und soll offengelassen werden, denn wir haben nie alles im Blick!
- Wenn Sie das Spiel mit einer Gruppe spielen, kann es auch unterschiedliche »Rechtsprechungen« geben. Die Kinder sollen sie begründen.

Bedürfnis-Richter

Fälle für das »Bedürfnis-Gericht«

Die folgenden Beispiele können ausgeschnitten und vorgelesen werden:

Zwei Jungs spielen zusammen. Beide haben unterschiedliche Ideen, was sie spielen wollen, aber es entscheidet immer nur einer.

Zwei Mädchen fragen in der Pause die Pausenaufsicht, ob sie mit auf das Klettergerüst dürfen. Eines der Mädchen darf, das andere nicht.

Vier Geschwister haben eine Tüte Gummibärchen. Sie teilen die Gummibärchen genau auf, sodass jeder gleich viele bekommt.

Zwei Kinder haben die gleiche Note in einem Test geschrieben. Das eine Kind wird gelobt, das andere nicht.

Ein Junge soll ein Kuchenstück für seinen Bruder aufheben. Er isst es aber ganz schnell auf!

Zwei Kinder haben unterschiedliche Ideen, was sie spielen wollen. Sie wechseln sich ab.

Deine Fälle:

....

....

AB 15 • K

Einer für alle, alle für einen

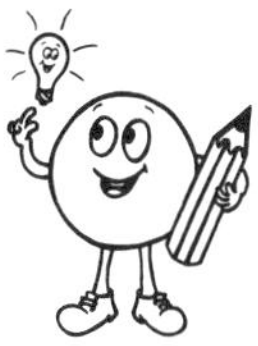

Das merk ich mir

Mit Bedürfnissen ist es wie in Sportteams: Einer für alle, alle für einen! Wenn es mal um deine Wünsche und mal um die Wünsche von anderen geht, seid ihr ein gutes Team und könnt euch gegenseitig gut helfen. Dann geht es allen gut und alle haben zusammen Spaß.

Schreib oder male, was du für andere machst – und was andere für dich machen:

Das mache ich für andere:

Das machen andere für mich:

Warte-Rallye

- **Beschreibung:** Sie machen mit dem Kind eine Warte-Rallye. Es durchläuft mehrere Stationen mit verschiedenen Aufgaben, bei denen es ums Warten geht. Das Kind erhält pro erledigte Aufgabe und pro Wartezeit jeweils einen Wartetaler. Hinterher bekommt es eine Urkunde als Warteprofi. Sie können es draußen an verschiedenen Orten machen oder drinnen als Spiel. Draußen ist interessanter: Sie verstecken die Aufgaben an verschiedenen Orten und schicken das Kind von Ort zu Ort.
- **Ziel:** Das Kind erhält Verständnis dafür, dass Bedürfnisaufschub und Warten schwer ist. Spielerisch reflektiert es, wann es warten können muss, warum es so schwer ist, warum es sich lohnt und was es machen kann, damit es leichter wird. Gleichzeitig übt es das Warten direkt, weil es an einigen Stationen warten muss.
- **Dauer**: ca. 50 Minuten
- **Material**: Aufgaben, Taler, Zettel, Stifte, Schere

Die Übung erklären

»Heute kannst du Warteprofi werden! Wir machen dafür eine Warte-Rallye. Das ist so etwas wie eine Schatzsuche. Die sind auch nicht leicht. Warten ist auch nicht leicht, stimmst? Warum nicht? Es gibt verschiedene Orte und verschiedene Aufgaben, wenn du sie alle schaffst, bekommst du eine Warteprofi-Urkunde.

Nach jeder Aufgabe sage ich dir, wo die nächste Aufgabe versteckt ist, okay?«

Alternative Ideen / Ergänzungen

- Das Spiel eignet sich sehr gut für Gruppen. Die können in Teams ihre Taler sammeln.
- Es sollte nicht um ein Wettbewerb gehen, am Ende werden alle Taler zusammengezählt und auf die Urkunden geschrieben oder geklebt.
- Wenn Sie mehrere Teams haben, können Sie die Extraaufgabe einführen, dass sich die Teams jeweils für das andere Team etwas ausdenken soll, was das Warten erleichtert.
- Ändern Sie die Anzahl der Nennungen bei den Aufgaben je nach Alter der Kinder. Drei Aufgaben sind für Zweit- und Drittklässler geeignet.
- Sie können in Bezug auf die Anzahl auch »so viele wie möglich« sagen, in der Regel hilft es aber, wenn Sie eine Anzahl vorgeben.

Warte-Rallye

Nenne drei Gründe,
warum Warten doof ist.

Nenne drei Momente,
wo man warten muss.

Warte 3 Minuten.

Hast du drei Ideen,
warum Warten wichtig ist?

Erinnerst du dich an drei Male,
bei denen sich Warten gelohnt
hat?

Warte 4 Minuten.

Hast du drei Ideen,
was man beim Warten machen
kann?

Was war beim Warten schwer?
Was hat dir geholfen?

Warteprofi-Urkunde für:

....

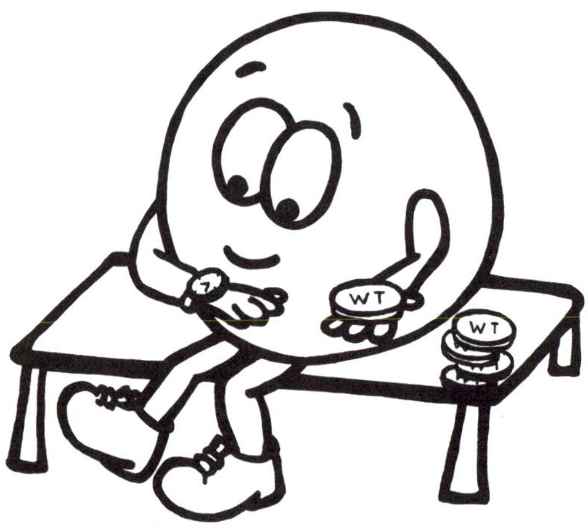

Du hast .... Wartetaler gesammelt!

AB 17 • K

Warteprofi

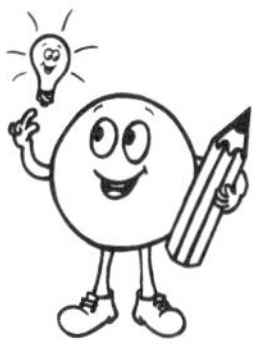

Das merk ich mir

Warten kann man lernen. Und es lohnt sich!

Drei Gründe, warum Warten doof ist:

(1) ....

(2) ....

(3) ....

Drei Momente, wo man warten muss:

(1) ....

(2) ....

(3) ....

Drei Ideen, warum Warten wichtig ist:

(1) ....

(2) ....

(3) ....

Drei Male, bei denen sich Warten gelohnt hat:

(1) ....

(2) ....

(3) ....

Drei Ideen, was man beim Warten machen kann:

(1) ....

(2) ....

(3) ....

Grundbedürfnisse

Jeder Mensch hat Grundbedürfnisse. Wenn diese im »grünen Bereich«, also befriedigt sind, geht es uns gut. Zwar können und müssen wir damit leben, dass nicht immer alle Bedürfnisse befriedigt sind, aber wenn sie dauerhaft im »roten Bereich« sind, kann es kurz- und langfristige negative Folgen für unsere Entwicklung, unser Wohlbefinden und unsere sozialen Kontakte haben. Es ist daher wichtig, die Bedürfnisse aller Familienmitglieder im Blick zu haben und auf deren Befriedigung zu achten.

Unzufriedenheit entsteht, wenn wir das Gefühl haben, dass einzelne Bedürfnisse länger oder extrem »untererfüllt« (wir zu wenig davon haben) oder auch »übererfüllt« sind (zu viel des Guten). Bedürfnisse ändern wir in zwei Schritten:

(1) Bedürfnisse erkennen und benennen.
(2) Bedürfnisse regulieren, also die Bedürfnisse aller über die Zeit so zu befriedigen, dass es allen gut geht.

Schritt 1: Bedürfnisse erkennen und benennen

Wenn es gelingt, die Bedürfnisse von uns und anderen zu erkennen, verstehen wir mehr, warum Probleme entstehen. Wir erhalten Ideen, was Menschen brauchen, damit es ihnen besser geht. Die wichtigsten Grundbedürfnisse von Kindern und Erwachsenen sind:

(1) **Bindung**: Für Menschen ist es wichtig, dass sie andere Menschen haben, auf die sie sich verlassen können, deren Nähe ihnen guttut und auf deren Unterstützung sie uneingeschränkt zählen können.

(2) **Kontrolle und Orientierung**: Menschen brauchen das Gefühl, das Leben zu verstehen, es ein Stück vorhersagen zu können und zu wissen, was wann von ihnen erwartet wird. Dazu gehören Regeln und Grenzen, die Halt und Sicherheit geben.

(3) **Selbstwerterhöhung / Selbstwertschutz**: Für jeden Menschen ist es wichtig, gesehen, geachtet und wertgeschätzt zu werden. Anerkennung hilft, eigene Gaben und Fähigkeiten weiterzuentwickeln. Nur wer sich gemocht und geliebt weiß, kann sich neue Schritte trauen.

(4) **Lustgewinn / Unlustvermeidung**: Menschen brauchen Freude und Spaß im Leben. Eine Quelle, bei der sie wieder auftanken können und Leichtigkeit und Unbeschwertheit erleben.

(5) **Autonomie**: Menschen tut es gut zu merken, dass sie Dinge eigenständig und unabhängig tun können. Sie lernen, Verantwortung für sich und die Umgebung zu übernehmen und die eigenen Begabungen und Charaktereigenschaften ungehindert für sich und andere Menschen zu nutzen.

(6) **Sicherheit**: Nicht zuletzt brauchen Menschen Sicherheit. Dazu gehören äußere Sicherheiten: Essen, ein Dach über dem Kopf, Gesundheit usw. Aber auch innere Sicherheit spielt eine große Rolle: das Gefühl, sich grundlegend auf sich selbst oder andere verlassen zu können.

Schritt 2: Bedürfnisse regulieren

Es ist gut, wenn Sie merken, wo Bedürfnisse nicht befriedigt sind. Es gibt Ihnen Ideen, wo Sie etwas verändern können, damit es Ihrem Kind, Ihnen oder der Gesamtfamilie besser geht. Wenn Sie Bedürfnisbefriedigung verbessern, also Bedürfnisse regulieren wollen, sind drei Punkte wichtig:

(1) **Bedürfnisbefriedigung anstreben.** Überlegen Sie gemeinsam, was wer braucht, damit es mit der Bedürfnisbefriedigung in den grünen Bereich kommt und die Bedürfnisse befriedigt werden. Manchmal können wir selbst etwas ändern. Manchmal müssen wir andere bitten, etwas zu ändern. Deswegen ist es auch wichtig zu lernen, die eigenen Bedürfnisse zu benennen und nicht nur darauf zu warten, dass andere sie erkennen und etwas ändern.

(2) **Bedürfnisaufschub lernen.** Es fällt allen schwer, auf die Befriedigung von Bedürfnissen für eine begrenzte Zeit zu warten! Wer wartet schon gerne? Für Kinder ist es jedoch besonders schwer, da sie je nach Entwicklungsstand noch nicht in der Lage sind, Zeiten einschätzen zu können. Alles fühlt sich für sie wie eine Ewigkeit an oder sie haben das Gefühl, etwas vielleicht nie zu bekommen. Deswegen sind sie auch ungeduldiger und brauchen Verständnis und Erklärungen beim Warten. Bedürfnisaufschub wird immer im Leben gebraucht, muss also gelernt werden.

(3) **Bedürfnisausgleich fördern.** Wer nur an die eigenen Bedürfnisse denkt, wird auf Dauer einsam und unglücklich. Keiner kann allein alle Bedürfnisse befriedigen. Es ist also wichtig, auch an die Bedürfnisse von anderen zu denken. Toll ist es, wenn es gelingt, individuelle und zwischenmenschliche Unausgewogenheit immer wieder zu entdecken und zu korrigieren.

Wichtig • Bedürfnisse und soziale Kompetenz

Es gibt soziale Begebenheiten, in denen Bedürfnisse stark frustriert sind. Dies kann zu psychischen Verletzungen führen und dazu, dass Menschen sich zurückziehen, kämpfen oder alles über sich ergehen lassen. Folge können soziale Probleme sein. Daher ist es immer wichtig zu schauen, wann soziale Probleme entstanden sind und wie es zu den Zeiten mit den Bedürfnissen aussah.

Es stellt sich dann die Frage: Was hätte das Kind damals gebraucht, damit es ihm besser gegangen wäre? Mit dieser Frage ändert sich zwar die Vergangenheit nicht, aber das Kind bekommt eine Idee, dass es andere Lösungen gibt. Es entsteht ein Hoffnungsbild im Kopf und neue Gefühle, wodurch die schlechten Erfahrungen besser verarbeite werden und neue bessere Erfahrungen leichter gemacht werden können.

Wenn Sie verstehen, was Ihr Kind in einem schwierigen Moment gebraucht hätte, können Sie gemeinsam mit ihm drauf achten, dass diese Bedürfnisse in Zukunft besser berücksichtig werden.

Bedürfnis-Elternfragebogen

In Bezug auf die Bedürfnisse können wir das Gefühl haben, dass sie zu wenig erfüllt sind. Manchmal entsteht aber auch ein Gefühl von zu viel des Guten. Wie sieht es bei Ihnen aus?

Kreuzen Sie die Felder an, die für Sie persönlich gerade zutreffen:

		zu wenig	etwas zu wenig	genau richtig	etwas zu viel	zu viel
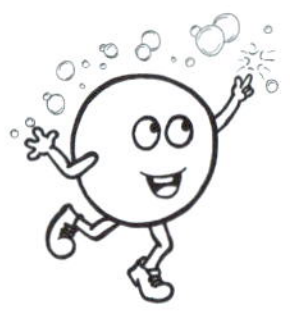	Freude habe ich …	☹ ☹	☹	☺	☹	☹ ☹
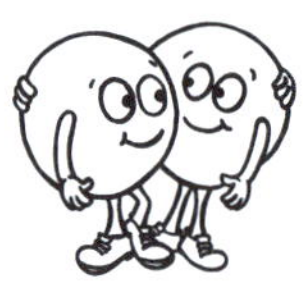	Bindung / Beziehung habe ich …	☹ ☹	☹	☺	☹	☹ ☹
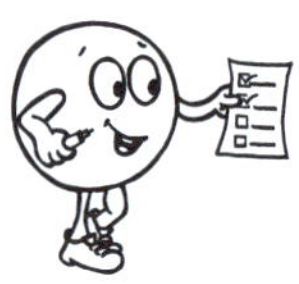	Struktur / Orientierung habe ich …	☹ ☹	☹	☺	☹	☹ ☹
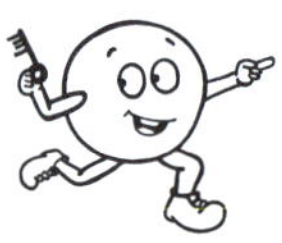	Autonomie / Selbstständigkeit habe ich …	☹ ☹	☹	☺	☹	☹ ☹
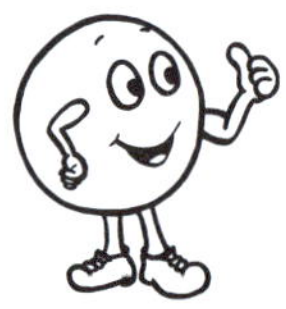	Wertschätzung / Selbstwert habe ich …	☹ ☹	☹	☺	☹	☹ ☹
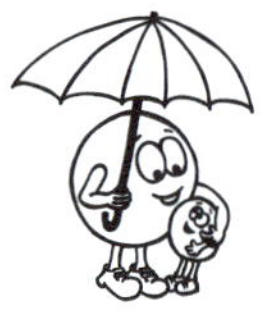	Sicherheit habe ich …	☹ ☹	☹	☺	☹	☹ ☹

In welchen Bereichen wollen Sie sich vornehmen, kleine Veränderungen zu schaffen?

……………………………………………………………………………………………………

……………………………………………………………………………………………………

Bedürfnis-Elternfragebogen

Wie schätzen Sie die Situation bei Ihrem Kind ein? Schätzen Sie es auf der Skala ein und fragen Sie Ihr Kind, was es sich selbst mehr wünscht. Teilen Sie Ihrem Kind auch mit, was Sie selbst brauchen, damit es Ihnen gutgeht.

Kreuzen Sie die Felder an, die für Ihr Kind zutreffen könnten:

		zu wenig	**etwas zu wenig**	**genau richtig**	**etwas zu viel**	**zu viel**
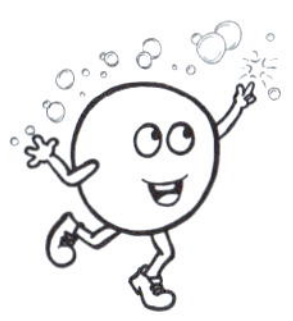	Freude hat mein Kind …	☹ ☹	☹	☺	☹	☹ ☹
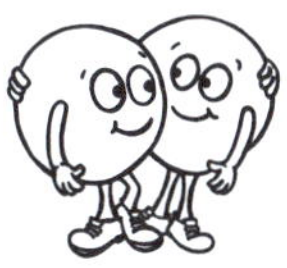	Bindung / Beziehung hat mein Kind …	☹ ☹	☹	☺	☹	☹ ☹
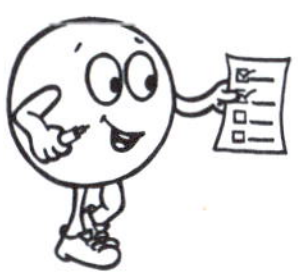	Struktur / Orientierung hat mein Kind …	☹ ☹	☹	☺	☹	☹ ☹
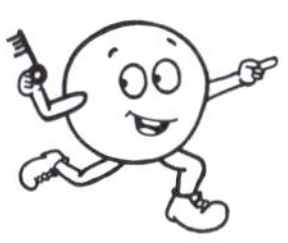	Autonomie hat mein Kind …	☹ ☹	☹	☺	☹	☹ ☹
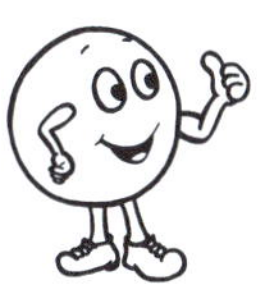	Wertschätzung / Selbstwert hat mein Kind …	☹ ☹	☹	☺	☹	☹ ☹
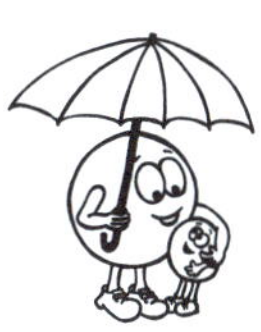	Sicherheit hat mein Kind …	☹ ☹	☹	☺	☹	☹ ☹

Hieran erkenne ich die Bedürfnisse meines Kindes:

………

Das wollen wir als Familie tun, damit mehr Bedürfnisbefriedigung geschieht:

………

AB 19 • E

Warte-Garten

Warten will gelernt sein. Am liebsten sollen alle Bedürfnisse immer sofort erfüllt werden. Aber das geht natürlich nicht und wäre auch gar nicht gut, denn auf Dauer würde das auf Kosten anderer gehen. Deswegen müssen wir Bedürfnisaufschub lernen. Das fällt vor allem Kindern besonders schwer. Sie können je nach Alter Zeitspannen noch gar nicht überblicken. Deswegen gibt es so etwas wie Adventskalender oder Beschreibungen wie »Noch zweimal schlafen …«

Wichtig

Kinder brauchen für den Bedürfnisaufschub beim Warten:
- Verständnis: »Warten ist echt nicht einfach!«
- Orientierung: eine Idee, wie lange es dauert
- Beschäftigung: lohnende Ablenkung für zwischendurch
- Wertschätzung: »Toll, dass du warten kannst!«

Aktion: Warte-Garten
Gehen Sie mit Ihrem Kind unter die »Gärtner«! Alles, was Sie brauchen, sind Samen (Kresse oder Blumen), eine Schale und Watte. Sie können Ihrem Kind erklären, dass das mit dem Warten wie mit einem Garten ist. Manchmal ist es langweilig, aber es lohnt sich. Wenn wir Samen säen, wollen wir eigentlich gleich die Blumen sehen, aber wir müssen warten. Wenn wir die Samen wieder ausbuddeln, um zu schauen, wie weit sie sind, sind sie gar nicht schön! Aber das Warten lohnt sich: Irgendwann blühen Blumen oder kleine Kressepflanzen, die man essen kann.

- **Schritt 1: Warten lohnt sich.** Überlegen Sie mit Ihrem Kind, wo sich langweiliges Warten schon mal gelohnt hat (Fahrt in den Urlaub, Anstellen beim Eisladen …). Für jede Idee bekommt Ihr Kind ein Samenkorn. Sie können auch eine Woche lang Wartemomente sammeln und Ihr Kind am Abend fragen, wann es gewartet hat.
- **Schritt 2: Einpflanzen.** Als erste Belohnung für die Wartemomente pflanzen Sie nun mit dem Kind die Kressesamen ein. Und warten …
- **Schritt 3: Warte-Plan.** Überlegen Sie, was das Warten auf die Kresse, aber auch generell Warten erleichtert (Ablenkungsspiele: Ich sehe was, was du nicht siehst, Rätsel, Witze erzählen, Kalender zum Abschneiden gestalten …).
- **Schritt 4: Ernten.** Freuen Sie sich gemeinsam, dass Sie nun ernten können und Ihr Kind schon viel darüber gelernt hat, dass es seine Bedürfnisse aufschieben kann.
- **Schritt 5: Warten feiern.** Beachten Sie Momente, in denen Ihr Kind gewartet hat, benennen Sie diese und freuen sich gemeinsam darüber. So wächst die »Wartefähigkeit«.

Warten leicht gemacht

Im Folgenden finden Sie einige Tipps, wie Sie es Ihrem Kind erleichtern können, abzuwarten und Bedürfnisse eine Zeitlang aufzuschieben. Je nachdem, worauf und wie lange Ihr Kind warten muss und wie alt es ist, braucht es unterschiedliche Hilfestellungen. Hier einige Gedankenanstöße:

- **Verständnis zeigen:** »Warten ist echt langweilig!«, »Ich verstehe dich, ich mags auch nicht« …
- **Orientierung geben:** Kind eine Idee geben, wir lange es dauert: Kalender zum Abreißen oder Ankreuzen von Tagen oder Stunden basteln, Sanduhren oder Wecker stellen, Wartenüsse (oder kleine Bonbons): Wenn Ihr Kind z. B. 5 Stunden warten muss, 5 Nüsse hinlegen, jede Stunde darf es eine essen.
- **Beschäftigung finden:** Denken Sie sich Spiele oder andere Ablenkungen aus: Bestimmte Dinge zählen (Autokennzeichen, Straßenschilder, Menschen mit Jeans, rote Gegenstände …), Rätselhefte, Wettrennen usw.
- **Wertschätzung geben:** Zeigen Sie, dass Ihnen das Warten auffällt, mit oder ohne Worte: Daumen hoch oder: »Toll, dass du warten kannst!«, »Puh ich habe gemerkt, dass dir das Warten nicht leichtfiel – prima!«

Finden Sie Ihre eigenen Hilfestellungen

Soll will ich Verständnis zeigen:

....

....

Hierbei und so will ich Orientierung schaffen:

....

....

Diese Beschäftigungen wollen wir ausprobieren:

....

....

So und dafür kann ich meinem Kind Wertschätzung geben:

....

....

Bedürfnis-Waage

Da es nie möglich ist, alle Bedürfnisse aller beteiligten Personen gleichermaßen zu befriedigen, ist es wichtig, dass die Berücksichtigung eigener und fremder Bedürfnisse über die Zeit ausgewogen ist. Wenn z. B. aufgrund einer Krankheit eine Zeitlang die Bedürfnisse einer Person sehr im Mittelpunkt stehen, ist es wichtig, später auch vermehrt die Bedürfnisse der anderen in den Blick zu nehmen. Einige Angehörige neigen dazu, ihre eigenen Bedürfnisse sehr zu vernachlässigen. Andere wiederum denken mehr an sich als an die anderen. Beides hat gute Gründe, dennoch ist es wichtig, nicht dauerhaft in diesen Mustern »zu verharren.« Denn dadurch stimmt das Gleichgewicht nicht mehr und irgendjemand leidet.

Wie ausgewogen sind die Bedürfnisse Ihrer Familie?

	überwiegend	**ausgewogen**	**überwiegend**	
Wenn es meinem Kind gut geht, geht es mir auch gut.	☐	☐	☐	Wenn es mir gut geht, geht es meinem Kind auch gut.
Ich achte mehr auf meine eigenen Bedürfnisse.	☐	☐	☐	Ich achte mehr auf die Bedürfnisse meines Kindes
Ich nehme mir die Zeiten, die ich brauche.	☐	☐	☐	Ich widme meine ganze Zeit den Verpflichtungen.
Ich denke viel an andere.	☐	☐	☐	Ich denke viel an mich.
Ich gebe mehr als ich bekomme.	☐	☐	☐	Ich bekomme mehr als ich gebe.
Ich unternehme Dinge, die nur für mich gut sind.	☐	☐	☐	Bei Unternehmungen richte ich mich nur nach anderen.

Es ist wichtig, dass Sie als Eltern sowohl Ihre eigenen Bedürfnisse als auch die Bedürfnisse Ihrer Kinder im Blick haben. Wenn Sie merken, dass etwas in Schieflage geraten ist, gibt es sicher gute Gründe dafür. Dennoch ist es wichtig, dass Sie zumindest nach einer notwenigen Zeit wieder kleine Schritte in Richtung »ausgewogen« machen. Zustände dürfen nicht zu Dauerlösungen werden. Mit einem Säugling können Sie vermutlich zunächst kein Wellnesswochenende planen, aber zumindest einen Cappuccino trinken und 20 Minuten Ihre Lieblingsmusik hören, wenn das Kind schläft.

Welche kleinen Gewichte können Sie in die Waagschale legen, wo wollen Sie sich vornehmen, kleine Veränderungen zu schaffen?

....

....

Nur Mut! Es tut Ihrem Kind gut, wenn Sie sich auch mal Zeit für sich nehmen. Dann können Sie auch wieder ganz für Ihr Kind da sein.

5 Selbst- und Fremdwahrnehmung

Zu Beginn jeglicher sozialer Interaktion steht die Wahrnehmung, die sich sowohl auf sich selbst, andere Menschen als auch auf Umgebungsfaktoren beziehen kann. Direkt angeknüpft an die Selbstwahrnehmung ist die Selbstbewertung, die sich sowohl auf Stärken als auch auf Schwächen bezieht. Im optimalen Fall geht die Selbstbewertung mit Selbstakzeptanz einher.

Selbstwahrnehmung, Selbstbewertung und Selbstakzeptanz

Selbstwahrnehmung. Die Selbstwahrnehmung kann von Kind zu Kind sehr unterschiedlich differenziert ausgeprägt sein und bezieht sich sowohl auf physische, sensorische Aspekte als auch auf Fähigkeiten, Eigenschaften und viele weiteren Facetten. Jedes Kind hat ganz individuelle Stärken und Schwächen. Eigene Stärken zu kennen und diese für sich und das Umfeld einzusetzen und weiterzuentwickeln, ist sinnstiftend und steigert die Lebenszufriedenheit. Es gibt Kinder, die sich selbst und ihre Impulse stark wahrnehmen und vielen Impulsen sofort folgen, was zu sozialen Konflikten oder Missverständnissen führen kann. Andere Kinder nehmen sich wenig wahr und orientieren sich sehr am Gegenüber. Sie passen sich so weit an, dass sie ihre eigenen Bedürfnisse sehr vernachlässigen.

Selbstbewertung. Die Selbstbewertung beeinflusst das soziale Verhalten von Kindern sehr. Wenn man sich selbst mit seinen Gaben und Fähigkeiten negativ bewertet, verhält man sich in sozialen Situationen möglicherweise ängstlich und unsicher oder auch besonders dominant oder kontrollierend. Eine Selbstüberhöhung kann ebenfalls zu Ablehnung von anderen führen. Entscheidend für die Selbstbewertung sind soziale Vergleichsprozesse, die zum menschlichen Wesen gehören und vermeintlich als Motor für persönliche Weiterentwicklung zählen. Vergleiche zwischen Menschen führen längerfristig fast immer zu Unglück, Neid oder Eifersucht und entfernen Menschen voneinander. Ziel sollte es also sein, »Vergleichen« zu erkennen und zu reduzieren. Nur eigenes Verhalten sollte als Bezugsnorm betrachtet werden: »Ich habe so viel dazugelernt …«

Selbstakzeptanz. In der Selbstakzeptanz liegt ein wichtiger Schlüssel für ein gelingendes soziales Miteinander. Besonders die eigenen Schwächen liebevoll anzunehmen und diese im sicheren Rahmen auch zu zeigen, fördert tiefere soziale Beziehungen, da wir auf gegenseitige Ergänzung angewiesen sind. Ein ausgewogenes »Geben« und »Nehmen« führt zu gesundem, tragfähigem sozialem Miteinander.

Ziel der Materialien dieses Kapitels ist es, dass die Kinder und auch deren Angehörige lernen, sich selbst mit ihren Stärken und Schwächen differenzierter wahrzunehmen und Ideen zu entwickeln, wie sie ihren jeweiligen Platz im sozialen Miteinander finden können.

Fremdwahrnehmung

Die Fremdwahrnehmung ist bei Menschen sehr verschieden ausgeprägt und hat viele Facetten. So sind auch Defizite in der Fremdwahrnehmung sehr unterschiedlich begründet und erfordern genaues Eruieren und eine individuelle Therapiestrategie.

Einen Mangel an Empathie und der Fähigkeit, Emotionen von anderen Menschen zu erkennen und richtig zu interpretieren, kann zu sozialen Problemen und Isolation führen. Wenn Menschen schwer verstehen, was andere fühlen und brauchen, führen soziale Begegnungen oft zu Überforderungen und Unverständnis für die Umwelt. Dies kann Unsicherheit, Angst und Rückzug zur Folge haben oder dazu führen, dass eigenes Verhalten ungewollt andere Menschen »vor den Kopf« stößt oder sie verletzt.

Im Zuge von mehr Wissen über neurologische Reizverarbeitung (Aaron, 1999) ist bekannt, dass verschiedene Reizinformationen in Menschen unterschiedliche Reaktionen hervorrufen können:

- **Hypersensitivität** führt dazu, dass bestimmte Reize bei einigen Kindern stärkere Reaktionen hervorrufen als bei anderen Kindern. Die Reize können sehr vielseitig sein – Lärm, Gerüche, Distanz zu Kindern, Bewegungen, Berührungen, Veränderungen und vieles mehr. So kann es Kinder geben, die durch soziale Situationen sehr schnell überreizt und gestresst sind, weil sie deutlich mehr wahrnehmen und spüren als andere Kinder. Ihnen fällt es teilweise schwer, Wichtiges von Unwichtigem zu trennen oder sich vor »Überreizung« zu schützen. Die Folge kann ebenfalls vielseitig sein, z. B. expansives Verhalten oder Rückzug.
- **Hyposensitivität** führt dazu, dass Kinder unterstimuliert sind und von ihrem Umfeld deutlich weniger wahrnehmen, wobei auch hier die Reize, die weniger wahrgenommen werden, sehr unterschiedlich sein können. Oft übersehen sie soziale Hinweisreize, Zusammenhänge oder Konventionen, sodass es dann schnell zu Miss- und Unverständnissen kommen kann. Soziale Begegnungen führen in diesen Momenten zu Verwirrung und Stress. Wenn soziale Normen oder Grenzen nicht beachten werden, kann das Verhalten des Kindes als egoistisch oder unhöflich bewertet werden. Es kann auch bewirken, dass Kinder sich entweder schnell provoziert fühlen oder andere provozieren. Grenzüberschreitungen und impulsives Verhalten können ebenfalls daraus resultieren.

Die Materialien zum Thema Fremdwahrnehmung haben folgende Ziele:

- die Fähigkeiten zur Wahrnehmung eruieren
- Empathie fördern
- soziale Hinweisreize verstehen
- Verständnis sozialer Zusammenhänge verbessern
- Wege aus der Überreizung Unterarbeiten
- Missverständnisse durch bessere Kommunikation von Defiziten abbauen

Arbeitsmaterial

AB 22 Ich bin ich: Memo

In dieser Aktion stellen Sie mit den Kindern ein Memospiel her, indem die Kinder ihre Fähigkeiten auf jeweils zwei Karten malen. Die Kinder nehmen sich wahr und stellen sich gegenseitig vor. Sie spielen das Spiel gemeinsam. Diese Übung ist sowohl für das Gruppen- als auch für das Einzelsetting geeignet.

AB 23 Ich bin Ich: Galerie

Auf diesem Arbeitsblatt malen die Kinder ihre Fähigkeiten in kleine Bilderrahmen und stellen sie somit als Galerie aus. Sie nehmen sich mit ihren Besonderheiten wahr.

AB 24 Werbespot

Bei dieser Aktion drehen sie gemeinsam mit dem Kind ein kleines Video zu dessen Fähigkeiten und Besonderheiten. Das Kind bestimmt den Inhalt. Sie stärken Selbstwahrnehmung und Selbstbewusstsein. Diese Übung ist sowohl für das Gruppen- als auch für das Einzelsetting geeignet.

INFO 5 Selbstwahrnehmung

Das Informationsblatt zeigt den Eltern bzw. Angehörigen die Wichtigkeit von Selbstwahrnehmung auf und gibt Anregung, wie sie ihren Kindern gute Vorbilder sein können.

AB 25 Schwächen sind auch Stärken von Eltern

Durch das Arbeitsblatt werden Eltern ermutigt, ihrem Kind neben eigenen Stärken auch Schwächen zu zeigen. Sie sind ihren Kindern dadurch gute Vorbilder.

AB 26 Menschenbad-Fragebogen
Der Menschenbad-Fragebogen gibt erste Hinweise, ob Kinder in sozialen Situationen gestresst sind und ob sie Probleme im generellen Verstehen von sozialen Situationen haben. Je nach Ergebnis können spezielle Interventionen ausgewählt werden.

AB 27 Gefühle-Rätsel
In dieser Intervention lassen Sie die Kinder anhand von Kärtchen einzelne Emotionen spielen, raten und erleben. Die eigene Wahrnehmung wird dadurch verfeinert. Diese Übung ist sowohl für das Gruppen- als auch für das Einzelsetting geeignet.

AB 28 Gefühlsbilder
Auf diesem Arbeitsblatt beschreiben die Kinder ihre Gefühle und woran sie diese erkennen. Es dient der Verbesserung der Emotionsregulation.

INFO 6 Fremdwahrnehmung
Dieses Informationsblatt gibt Eltern und Angehörigen Auskunft über die Wichtigkeit, soziale Hinweisreize bei anderen zu erkennen. Es werden Gründe aufgezeigt, die zu Schwierigkeiten im sozialen Wahrnehmen führen können.

AB 29 Stressschutz-Schirm
Manchmal ist Kindern alles zu viel und die Menschen um sie herum stressen sie. Hierbei hilft, sich bereits im Vorhinein Dinge zu überlegen, die einen vor dieser Überforderung schützen. Das Arbeitsblatt zeigt mögliche Aktivitäten zum Ankreuzen.

AB 30 Menschenbad-Fragebogen für Eltern
Der Fragebogen hilft den Eltern bzw. Angehörigen, die soziale Wahrnehmung ihres Kindes einzuschätzen und wie anstrengend soziale Situationen für ihr Kind sind. Die Eltern / Angehörigen können den Bogen, wenn sie mögen, selbst auswerten und den Hilfebedarf ihrer Kinder abschätzen.

AB 31 Gesichter raten: Wahrnehmung fördern
In dieser Aktion plant die Familie einen Ausflug, bei dem sie die Gefühle von anderen Personen anhand derer Gesichter raten. Die Wahrnehmung wird dadurch gefördert.

AB 32 Gefühlsrallye: Wahrnehmung fördern
Die Familie begibt sich an einen Ort, an dem viele Menschen sind. Jede Person sucht zehn Menschen mit verschiedenen Gefühlen und schreibt diese auf. Zu Hause denken sie sich eine Geschichte zu den Gefühlen aus. Die Übung fördert die Fähigkeit, sich in andere Personen hineinzuversetzen.

AB 33 Gefühlspunkte: Wahrnehmung fördern
Die Familie spielt ein Spiel, in dem sie sich Bilder aus einem Bilderbuch anschauen und Gefühle von Menschen rausfinden und die Hinweise darauf benennen. Dafür sammeln sie Punkte und schärfen ihre Wahrnehmung.

AB 34 Stress-Beobachtung
Dieses Arbeitsblatt hilft Eltern bzw. Angehörigen, Stress bei ihrem Kind zu erkennen und auch eigene Stressauslöser zu reflektieren.

AB 35 Stressschutz zuhause
Dieses Arbeitsblatt hilft Eltern, die Entspannung des Kindes zu Hause zu fördern.

AB 36 Stressschutz in der Schule
Dieses Arbeitsblatt gibt konkrete Hinweise, wie Stress in der Schule reduziert werden kann und welche Punkte mit den Lehrer:innen besprochen werden können.

Ich bin ich: Memo

- **Beschreibung:** Die Kinder sammeln typische Fähigkeiten / Hobbys / Eigenschaften von sich und malen diese jeweils auf Memo-Karten. Wenn Sie die Intervention im Einzelkontext durchführen, können Sie selbst auch eigene Fähigkeitskarten herstellen. Wenn mindestens fünf bis zehn Kartenpaare entstanden sind, können Sie mit dem Kind das Spiel spielen.
- **Ziel:** Kinder lernen spielend ihre Fähigkeiten kennen. Durch die Vorgabe von z. B. fünf Kartenpaaren suggerieren Sie dem Kind, dass es auf alle Fälle fünf und mehr Fähigkeiten hat.
- **Dauer**: ca. 20 bis 40 Minuten
- **Material**: Schere, Stifte, festere Pappe, die Sie in Memokartengröße schneiden (alternativ alte Memokarten bekleben), ggf. Folie zum Laminieren. Eltern können im Vorfeld gebeten werden, alte Memo-Karten mitzubringen.

Die Übung erklären

»Heute wollen wir ein Spiel herstellen. Du kennst doch sicher Memo-Spiele, oder? Wir machen ein besonderes Memo: ein »Ich bin ich-Memo«. Du malst auf die Karten ganz viele Dinge, die du gut kannst oder die zu dir passen. Die malst du dann auf jeweils auf zwei Karten, damit wir damit das Memo spielen können. Wenn du z. B. gerne Fußball spielst, könntest du einen Fußball malen.

Ich weiß, dass es ganz viel gibt, was du gut kannst … mal sehen, wie viele Karten wir zusammen bekommen.

Nun können wir dein Memo ausprobieren. Großartig, somit hast du dein erstes eigenes Spiel hergestellt. Ich bin mal gespannt, wer gewinnt.«

Alternative Ideen / Ergänzungen

- Ältere oder fittere Kinder können auch zwei Varianten einer Fähigkeit malen, z. B. Fußball und Tor.
- Es können auch Wortpaare gebildet werden, etwa wenn ein Kind gar nicht malen mag.
- Wenn Sie die Aktion in Gruppen durchführen, können die Kinder die Memokarten auch »verdeckt« bzw. »heimlich« malen und dann raten, wer welche Karten gemacht hat. »Heimliche Einzelarbeit« ist spannend und hilft auch, eine Gruppe zur Ruhe zu bringen.
- Das Memo kann auch in der Familie gebastelt und gespielt werden.

AB 23 • K

Ich bin Ich: Galerie

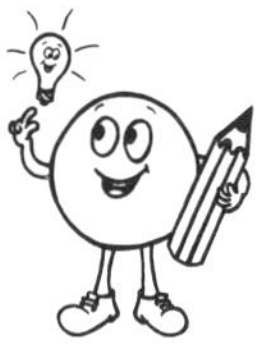

Das merk ich mir

Es gibt sehr vieles, was ich gut kann. Darüber kann ich mich freuen, denn es hilft mir im Leben. Und es hilft nicht nur mir, ich kann auch anderen etwas davon beibringen und ihnen helfen. Das freut alle, denn ich selbst brauche ja auch manchmal Hilfe.

Schreibe oder male die Dinge, die du gut kannst, in die kleinen Bilderrahmen.

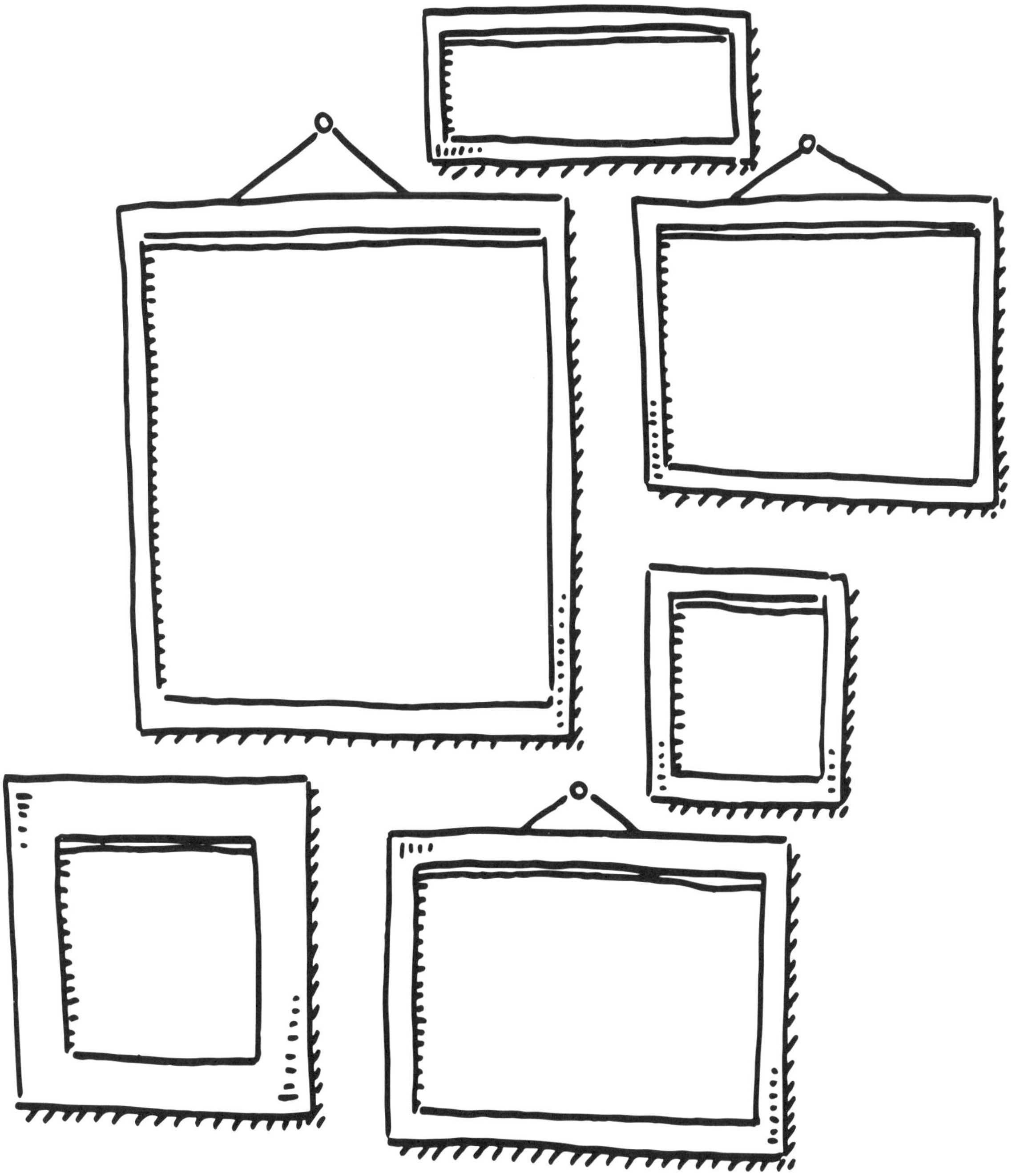

AB 24 • T

Werbespot

- **Beschreibung:** Sie drehen einen kleinen Werbespot über das Kind. Das Kind darf den Inhalt bestimmen und sagen, was es besonders gut kann bzw. was es ausmacht. Sie besprechen miteinander, wie der Spot gestaltet wird. Hinterher kann er – sofern gewollt – den Eltern gezeigt werden.
- **Ziel:** Kinder beschäftigen sich mit dem, was sie gut können, und werden darin bestärkt. Wenn die Kinder es den Eltern zeigen wollen, können sie auch dadurch im Selbstwert gefördert werden.
- **Dauer**: ca. 20 bis 40 Minuten
- **Material**: Zettel und Papier (ggf. zum Drehbuchschreiben), Kamera oder Smartphone für die Aufnahme, zusätzliche Utensilien (falls benötigt)

> **Wichtig**
>
> Bei Videoaufnahmen bedarf es einer Einverständniserklärung durch die Sorgeberechtigten.

Die Übung erklären

»Heute machen wir was Besonderes: Wir drehen einen Werbespot! In einem Werbespot wird immer gezeigt, was an einer Sache toll ist. Bei dir ist ja auch ganz viel toll, deswegen drehen wir einen Werbespot über dich. Wenn du willst, können wir das auf Video aufnehmen und hinterher deinen Eltern zeigen.

Du bist der / die Drehbuchautor:in. Was soll denn alles vorkommen, was kannst du gut? Wofür sollen wir werben? Und wie wollen wir es darstellen?«

Alternative Ideen / Ergänzungen

- Sie können das Kind auch interviewen, wenn es selbst wenig Ideen hat. Dann können Sie das Kind begeistert und »motivierend« anmoderieren: »Meine sehr verehrten Damen und Herren, ich bin extrem stolz, Ihnen heute eine ganz besonders tolle Person vorzustellen. Hier ist …!«
- Wenn Sie mit einer Gruppe arbeiten, bietet es sich an, einen Gruppenspot zu drehen.

Selbstwahrnehmung

Sich selbst und das Umfeld möglichst gut wahrzunehmen und angemessen zu interpretieren, ist für ein gelingendes Miteinander wichtig. Für die kindliche Entwicklung ist es zudem relevant, eigene Fähigkeiten und auch Bedürfnisse wahrzunehmen und sich selbst positiv zu bewerten. Auch eigene Schwächen zu akzeptieren, ist ein sehr wichtiger Schritt für mehr Wohlbefinden und führt dazu, dass Beziehungen und Gemeinschaften stärker werden.

Wichtig

Oft verhalten sich die Kinder so, wie sie es von ihren Bezugspersonen kennen. Daher ist die Art, wie Sie sich selbst wahrnehmen und wie Sie mit Stärken und Schwächen umgehen, auch für Ihr Kind sehr wichtig. Seien Sie gute Vorbilder für Ihr Kind!

Lassen Sie das Kind Folgendes erleben:

- Nehmen Sie sich selbst gut wahr.
- Benennen Sie Stärken von sich selbst auch vor dem Kind: » … fällt mir leicht … das kann ich gut …«
- Bewerten Sie sich positiv: »Ich bin eine gute (z. B. Mama), weil … (z. B. immer für uns koche / an dich denke …)«
- Benennen Sie auch Schwächen: »Das kann ich nicht so gut … aber das macht nichts, da hole ich mir Hilfe.«
- Bennen Sie auch Fehler und entschuldigen Sie sich: »Das habe ich falsch gemacht, das tut mir leid.«

Wichtig • Vergleichen

Immer wieder vergleichen wir uns mit anderen, was fast immer zu Unglück führt. Auch unsere Gesellschaft und das Schulsystem basiert auf Vergleich und Wettbewerb. Die Folge: Menschen fühlen sich schlecht, neidisch oder minderwertig. Durch Vergleichen isolieren wir uns von anderen.

Unterstützen Sie Ihr Kind, indem Sie es ermutigen, sich nicht so viel mit anderen zu vergleichen, sondern sich über das zu freuen, was es selbst neu gelernt hat.

AB 25 • **E**

Schwächen sind auch Stärken von Eltern

Ihr Kind kann von Ihnen lernen. Sprechen Sie mit und vor Ihrem Kind über Ihre Stärken und Schwächen und zeigen ihm somit, dass es sich selbst auch mit seinen Stärken und Schwächen zeigen und wohlfühlen kann.

Dies und mehr kann ich gut: Mein Kind weiß das: ja ☐ nein ☐

....

....

Dies fällt mir schwer: Mein Kind weiß das: ja ☐ nein ☐

....

....

Schwächen, die ich gut akzeptieren kann: Mein Kind weiß das: ja ☐ nein ☐

....

....

Schwächen, die ich nicht gut akzeptieren kann: Mein Kind weiß das: ja ☐ nein ☐

....

....

Hier vergleiche ich mich oder mein Kind zu sehr:

....

....

Folgendes möchte ich ändern, auch um meinem Kind ein gutes Vorbild zu sein:

....

....

Menschenbad-Fragebogen

Mit Menschen zusammen zu sein, gefällt vielen gut. Einige sagen, wenn viele zusammen sind, ist das wie ein Menschenbad. Einige Kinder mögen es, mit vielen Menschen zusammen zu sein, einige aber auch nicht.

Kreuze an, wie es für dich ist.

		immer	manchmal	nie
(1)	Ich bin gerne mit anderen Menschen zusammen.	☐	☐	☐
(2)	Es ist mir oft zu laut mit anderen Menschen.	☐	☐	☐
(3)	Ich verstehe gar nicht, was andere Menschen wollen.	☐	☐	☐
(4)	Ich weiß immer, was Erwachsene von mir wollen.	☐	☐	☐
(5)	Oft verstehen mich die anderen nicht.	☐	☐	☐
(6)	Viele Menschen sind mir zu anstrengend.	☐	☐	☐
(7)	Ich mag nicht gerne allein sein.	☐	☐	☐
(8)	Ich verstehe nicht, was die anderen wollen.	☐	☐	☐
(9)	Ich spüre, wie es anderen geht.	☐	☐	☐
(10)	Schule ohne Menschen wäre besser.	☐	☐	☐
(11)	Ich verstehe nicht, warum andere Kinder so sind.	☐	☐	☐
(12)	Ich verstehe die Gefühle von anderen.	☐	☐	☐

Menschenbad-Fragebogen

Auswertung und Durchführung Menschenbad-Fragebogen

Der Menschenbad Fragebogen kann von den Kindern selbst ausgefüllt werden, besser ist jedoch, wenn Sie ihn mit den Kindern gemeinsam durchgehen und schon über die einzelnen Themen ins Gespräch kommen.

Um der Testverfälschungsproblematik der Ja-Sage-Tendenz entgegenzuwirken, sind einige Fragen umkodiert. Daher ist er auch nicht immer gut zu verstehen, was auch dafürspricht, die Frage mit dem Kind gemeinsam durchzugehen. Die Interventionen können entsprechend der Skalensummenwerte ausgewählt werden.

Für die Auswertung des Fragebogens addieren Sie die Punkte, die die Kinder erreichen.

			Immer	manch-mal	nie
(1)	Stress	Ich bin gerne mit anderen Menschen zusammen.	0	1	2
(2)	Stress	Es ist mir oft zu laut mit anderen Menschen.	2	1	0
(3)	Verstehen	Ich verstehe gar nicht, was andere Menschen wollen.	2	1	0
(4)	Verstehen	Ich weiß immer, was Erwachsene von mir wollen.	0	1	2
(5)	Verstehen	Oft verstehen mich die anderen nicht.	2	1	0
(6)	Stress	Viele Menschen sind mit zu anstrengend.	2	1	0
(7)	Stress	Ich mag nicht gerne allein sein.	0	1	2
(8)	Verstehen	Ich verstehe nicht, was die anderen wollen.	2	1	0
(9)	Stress	Ich spüre, wie es anderen geht.	0	1	2
(10)	Stress	Schule ohne Menschen wäre besser.	2	1	0
(11)	Verstehen	Ich verstehe nicht, warum andere Kinder so sind.	2	1	0
(12)	Verstehen	Ich verstehe die Gefühle von anderen.	0	1	2

Menschenbad-Fragebogen

Skala: Mangelndes Verständnis für soziale Situationen / mangelnde Empathie

		Punkte
(3)	Ich verstehe gar nicht, was andere Menschen wollen.	
(4)	Ich weiß immer, was Erwachsene von mir wollen.	
(5)	Oft verstehen mich die anderen nicht.	
(8)	Ich spüre, wie es anderen geht.	
(11)	Ich verstehe nicht, warum andere Kinder so sind.	
(12)	Ich verstehe die Gefühle von anderen.	

Skala Stress durch soziale Situationen

		Punkte
(1)	Ich bin gerne mit anderen Menschen zusammen.	
(2)	Es ist mir oft zu laut mit anderen Menschen.	
(6)	Viele Menschen sind mir zu anstrengend.	
(7)	Ich mag nicht gerne allein sein.	
(9)	Ich mag es, wenn viel um mich rum los ist.	
(10)	Schule ohne Menschen wäre besser.	

Gefühle-Rätsel

- **Beschreibung:** Sie verteilen Gefühlskärtchen verdeckt auf dem Boden. Das Kind deckt eines auf und rät, welches Gefühl damit verbunden ist. Es soll erklären, wie es darauf kommt oder woran es das Gefühl erkennt. Das Kind oder die Gruppe spielt das Gefühl nach und sammelt Situationen, in denen andere Menschen sich mal so gefühlt haben.
- **Ziel:** Diagnostisch erfahren Sie mehr von der Empathiefähigkeit des Kindes, diese wird zeitgleich gefördert. Durch das Spielen werden die Gefühle direkt erlebt und ganzheitlicher wahrgenommen. Durch die Suche nach Beispielen bei anderen Personen wird die Fremdwahrnehmung verbessert.
- **Dauer**: ca. 30 bis 50 Minuten
- **Material**: Schere, um Gefühlskarten auszuschneiden; Gefühlskarten

Die Übung erklären

»Ist dir schon was aufgefallen? Hier im Raum liegen überall verdeckt kleine Karten. Gleich darfst du rumgehen und mal eine Karte aufdecken. Darauf siehst du ein Gefühl. Weißt du, was Gefühle sind? Genau, so etwas wie Wut oder Freude! Wenn du die Karte umdrehst, darfst du das Gefühl raten.

[*Kind rät das erste Gefühl.*]

Super, erzähl mal, woran du das erkannt hast? Lass uns das mal nachspielen. Du kennst so viele andere Menschen, fällt dir ein Beispiel ein, wann sich mal jemand anderes so gefühlt hat?«

Alternative Ideen / Ergänzungen

- Wenn Sie die Übung in der Gruppe machen, spielen alle Kinder jeweils ein Gefühl und die anderen sollen beschreiben, was sie bei den anderen beobachtet haben.
- In der Gruppe darf jedes Kind nacheinander ein Gefühl aufdecken und raten. Später dann je nach Gruppengröße ein zweites.
- Spielen sie selbst auch mit und geben Sie deutliche Hinweisreize, die die Kinder auch entdecken sollen.
- Je nachdem, wie fit die Kinder sind, können Sie auch weniger Karten nehmen oder sich noch neue mit den anderen Kindern zusammen ausdenken.
- Sie können die Gefühle auch ohne Worte spielen lassen.
- In der Gruppe kann auch ein gemeinsames Standbild pro Gefühl dargestellt werden.

Gefühle-Rätsel

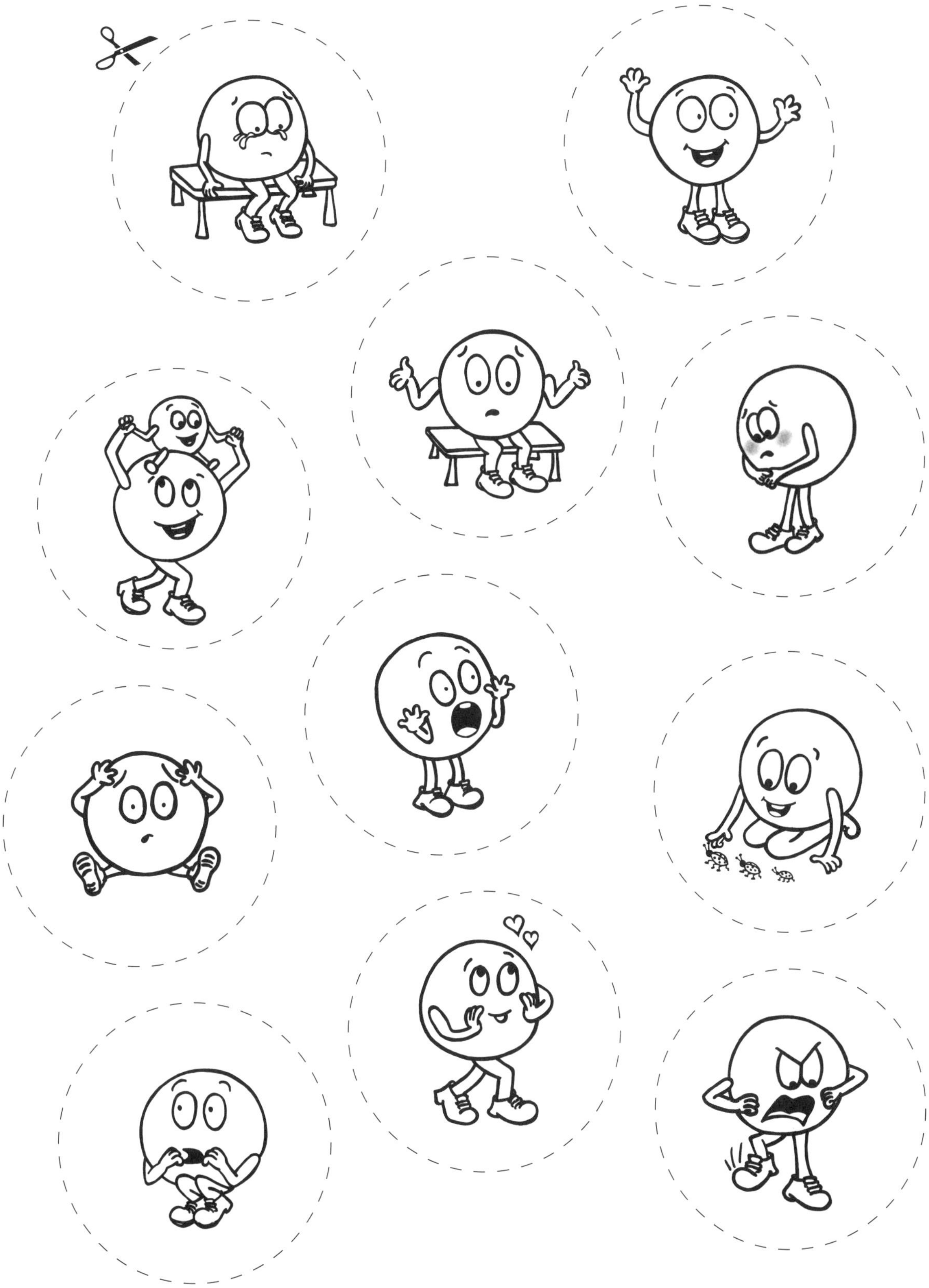

AB 28 • K

Gefühlsbilder

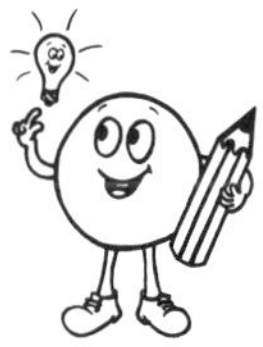

Das merk ich mir

Alle Menschen haben unterschiedliche Gefühle, ich kann lernen, sie immer besser bei anderen zu entdecken.

Schreib auf, wie die Gefühle heißen und woran du sie erkennst. Du kannst auch auf dem Bild anmalen, woran du das Gefühl erkannt hast.

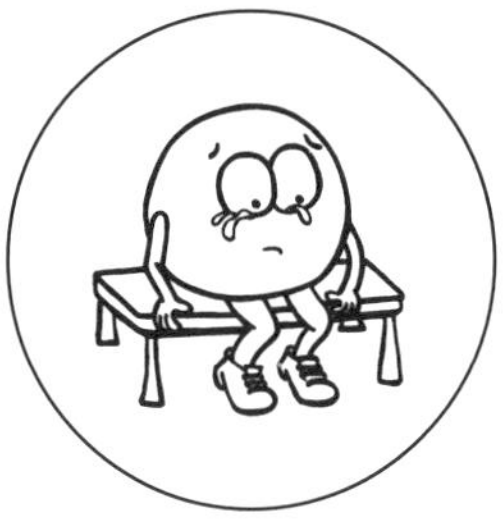

Dieses Gefühl heißt: ....

Ich erkenne es an: ....

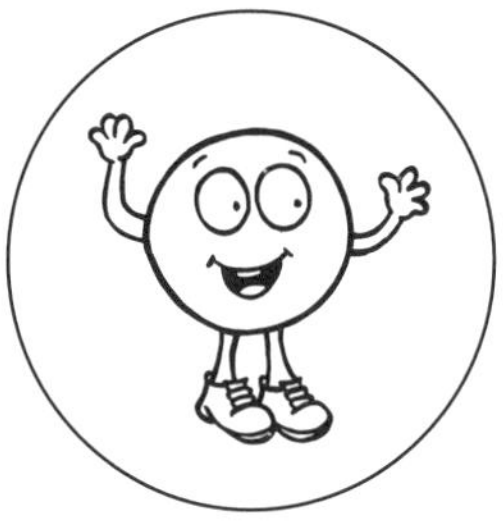

Dieses Gefühl heißt: ....

Ich erkenne es an: ....

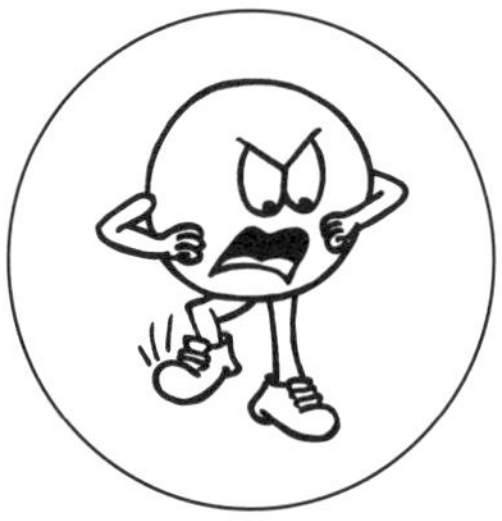

Dieses Gefühl heißt: ....

Ich erkenne es an: ....

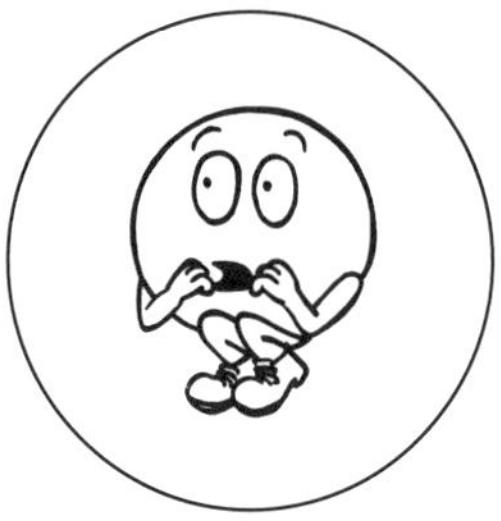

Dieses Gefühl heißt: ....

Ich erkenne es an: ....

AB 29 • K

Stressschutz-Schirm

Manchmal ist uns alles zu viel und die Menschen um uns rum, z. B. in der Schule, stressen uns. Dann brauchen wir so etwas wie einen Regenschirm, der uns hilft, dass wir trotz Regen nicht nass werden. Es gibt Dinge, die uns zwar nicht vor anderen Menschen schützen, aber zumindest davor schützen, dass wir durch die Menschen in Stress kommen.

Kreuze an, was dir gegen diesen Stress helfen könnte:

- Kopfhörer ☐
- Musik hören ☐
- vorne sitzen ☐
- keine Berührung ☐
- keine Gruppen ☐
- Pausen allein ☐
- kurz rausgehen ☐
- allein sitzen ☐
- keine Ausflüge ☐
- Spielzeug mit ☐

Fremdwahrnehmung

Für ein gelingendes soziales Miteinander ist es wichtig, andere Menschen mit Gefühlen und Bedürfnissen sowie soziale Erfordernisse wahrzunehmen und angemessen zu interpretieren. Es kann unterschiedliche Gründe geben, warum es schwerfallen kann. Hier werden zwei Hauptgründe vorgestellt, die bei vielen Kindern für Probleme im sozialen Miteinander führen:

- wenig Verständnis für soziale Situationen
- viel Stress durch soziale Situationen

Wenig Verständnis für soziale Situationen

Einigen Menschen fällt es schwer, zu spüren und zu verstehen, was andere Menschen in sozialen Situationen fühlen, denken oder erwarten. Dies ist kein böser Wille, aber es kommt dadurch sehr oft zu Missverständnissen, weil die Kinder durch ihr Verhalten andere »vor den Kopf« stoßen. Andere fühlen sich nicht ernstgenommen oder provoziert. Es kann dadurch immer wieder zu Streit oder Konflikten kommen, in denen sich die Kinder unverstanden fühlen.

Viel Stress durch soziale Situationen

Oft denken wir, andere sehen und nehmen die Umgebung genauso wahr wie wir. Das stimmt nicht! Jeder Mensch nimmt sehr unterschiedlich wahr und achtet auf verschiedene Dinge unterschiedlich stark. Es ist erwiesen, dass ein und derselbe Auslöser, z. B. Lautstärke, Gerüche, Temperaturen, Unterschiedliches im Gehirn bewirken. So kann es z. B. sein, dass ein Kind durch Lärm in der Schule so sehr gestresst ist, als würde ständig eine Sirene neben ihm heulen. Soziale Situationen können also sehr viel Stress auslösen. Kinder werden dann gereizt, reagieren genervt, frustriert, aggressiv oder ziehen zurück. Manchmal fällt das schon in der Schule auf, manchmal erst zu Hause.

Tipp

Der Menschenbad-Fragebogen (AB 26) gibt ein paar Ideen, ob Sie Ihr Kind in dem einen oder anderen Bereich vermehrt unterstützen sollten. Sie können ihn auch für sich selbst mal ankreuzen und überlegen, wie Sie ein »Menschenbad« – also Momente, in denen viele Menschen um Sie herum sind – erleben.

Menschenbad-Fragebogen für Eltern

Kreuzen Sie an, wie Sie Ihr Kind einschätzen:

A Verständnis		**immer**	**manch-mal**	**nie**
(1)	Mein Kind versteht die Gefühle von anderen.	🙂	😐	🙁
(2)	Mein Kind spürt, wie es anderen geht.	🙂	😐	🙁
(3)	Mein Kind versteht nicht, warum andere Kinder so sind.	🙁	😐	🙂
(4)	Mein Kind versteht gar nicht, was andere Menschen wollen.	🙁	😐	🙂
(5)	Mein Kind weiß immer, was Erwachsene von ihm / ihr wollen.	🙂	😐	🙁
(6)	Oft verstehen die anderen mein Kind nicht.	🙁	😐	🙂
B Stress				
(7)	Mein Kind ist gerne mit anderen Menschen zusammen.	🙂	😐	🙁
(8)	Meinem Kind ist es oft zu laut mit anderen Menschen.	🙁	😐	🙂
(9)	Viele Menschen sind meinem Kind zu anstrengend.	🙁	😐	🙂
(10)	Mein Kind ist gerne unter anderen Kindern.	🙂	😐	🙁
(11)	Mein Kind mag es, wenn viel los ist.	🙂	😐	🙁
(12)	Schule ohne Menschen wäre für mein Kind besser.	🙁	😐	🙂

Sie können den Fragebogen abgeben und auswerten lassen, oder Sie können ihn auch selbst auswerten.

Zum Selbstauswerten:
Zählen Sie die Punkte von Bereich A und dann die Punkte von Bereich B zusammen:

🙂 = 0 Punkte

😐 = 1 Punkt

🙁 = 2 Punkte

A Verständnis	Anzahl der Problempunkte (Punkte von Frage 1–6 zusammengezählt)		von 12
B Stress	Anzahl der Problempunkte (Punkte von Frage 7–12 zusammengezählt)		von 12

- ▶ **Bei vielen Punkten im Bereich A: Verständnis** können Sie davon ausgehen, dass es für Ihr Kind nicht so leicht ist, andere Menschen, ihre Gefühle und soziale Situationen zu verstehen. Es braucht in der Fremdwahrnehmung Hilfe.
- ▶ **Bei vielen Punkten im Bereich B: Stress** können Sie davon ausgehen, dass es für Ihr Kind oft sehr anstrengend ist, mit anderen Menschen zusammen zu sein. Es ist schneller gestresst, weil es mehr wahrnimmt. Das ist keine Einbildung, sondern eine Eigenschaft, die toll ist, aber auch anstrengend für Ihr Kind. Daher braucht es Hilfe dabei, mit dem Stress umzugehen.

AB 31 • E

Gesichter raten: Wahrnehmung fördern

Wichtig

Sie können Ihrem Kind helfen, Menschen, Gefühle und Situationen besser zu verstehen und dann auch angemessener zu reagieren. Dies können Sie im normalen Alltag machen, indem Sie darüber sprechen, welche Gefühle Sie bei anderen vermuten und warum Sie darauf kommen, also woran Sie es sehen. Zum Beispiel: »Ich glaube, die Person ist traurig … sie schaut so (z. B. nach unten).«

Sie können auch das Spiel »Gesichter raten« spielen: Hierfür begeben Sie sich mit Ihrem Kind in ein »Menschenbad« – also an einen Ort, an dem viele Menschen sind.

(1) Jemand errät ein Gefühl bei einer fremden Person und sagt, warum das Gefühl stimmen könnte, z. B. »XY ist bestimmt verliebt, weil sie ihren Nachbarn so lächelnd anguckt und seine Hand hält.«
(2) Alle suchen weitere Personen, die sich vielleicht ähnlich fühlen. Sie tauschen sich aus, warum es so aussieht.
(3) Wenn Ihnen zusammen niemand mehr auffällt, errät die nächste Person ein weiteres Gefühl einer Person, die Sie sehen.

Das Spiel soll Ihrem Kind helfen, Gefühle schneller zu erkennen. Die anderen Menschen sollten nicht merken, dass Sie über sie sprechen. Sie können auch mit Ihrem Kind überlegen, warum das doof wäre.

Sie können das Spiel auch zu Hause spielen: mit Personen in Medien oder auch mit erlebten sozialen Situationen.

In folgenden Momenten könnten wir das Spiel »Gesichter raten« spielen:

....

....

....

In folgenden Momenten will ich meinem Kind mehr Gesichtsausdrücke / Gefühle von anderen erklären:

....

....

....

Gefühlsrallye: Wahrnehmung fördern

Für Kinder ist es hilfreich, sich Gedanken zu machen, warum sich Menschen auf eine bestimmte Weise fühlen. Die Geschichten hinter den Gefühlen zu entdecken, kann Verständnis fördern. Dafür könnten Sie mit Ihrem Kind eine Gefühlsrallye machen. Hierfür begeben Sie sich mit Ihrem Kind raus: an Orte, wo Menschen sind.

(1) Sie gehen, bis jemand ein Gefühl bei einer Person entdeckt. Sie schreiben das Gefühl auf, gehen in die andere Richtung weiter, bis jemand ein neues Gefühl bei einer anderen Person entdeckt.
(2) Wenn Sie zehn Gefühle entdeckt haben, gehen Sie wieder nach Hause.
(3) Jede Person darf sich nun eine Geschichte zu diesen zehn Gefühlen ausdenken. Die Geschichte kann gemalt, geschrieben oder aufgenommen werden.

Gefühl:		Möglicher Grund:	
Gefühl:		Möglicher Grund:	
Gefühl:		Möglicher Grund:	
Gefühl:		Möglicher Grund:	
Gefühl:		Möglicher Grund:	
Gefühl:		Möglicher Grund:	
Gefühl:		Möglicher Grund:	
Gefühl:		Möglicher Grund:	
Gefühl:		Möglicher Grund:	
Gefühl:		Möglicher Grund:	

Unsere Geschichte dazu:

....

....

....

....

....

AB 33 • E

Gefühlspunkte: Wahrnehmung fördern

Auch in Bilderbüchern gibt es viele Hinweise auf Gefühle, an denen Ihr Kind lernen kann. Sammeln Sie mit Ihrem Kind Gefühlspunkte! Hierfür schauen Sie sich mit Ihrem Kind ein Bilderbuch an. Dafür können Sie z. B. in die Bücherei gehen und Ihr Kind kann es gerne aussuchen.

- ▶ Sie schauen sich das Buch gemeinsam an.
- ▶ Sobald jemand ein Gefühl entdeckt und dieses benennen und die Hinweise dafür beschreiben kann, bekommt die Person einen Gefühlspunkt.

Mitspieler	**Gefühl**	**Hinweis**	**Mitspieler**	**Gefühl**	**Hinweis**

Stress-Beobachtung

Oft schließen wir von uns auf andere, obwohl wir unsere Umwelt ganz unterschiedlich wahrnehmen. Für das eine Kind ist beispielsweise ein Zoobesuch schön, weil es sich die Tiere anschaut, für ein anderes Kind kann es anstrengend sein, weil es nicht weiß, wohin es als erstes schauen soll: Die vielen Menschen mit den 1000 Farben und Geräuschen und viel zu viel schnellen Bewegungen können absolut stressen. Aus diesem Grund sind Menschen auch von verschiedenen Begebenheiten unterschiedlich stark gestresst oder angestrengt. Ein »Stell dich nicht so an« ist daher selten hilfreich und oft auch nicht passend, weil es sehr wahrscheinlich ist, dass der Auslöser für das Kind wirklich schwer zu ertragen ist – auch wenn wir uns das selbst nicht vorstellen können.

Hinweise darauf, dass Ihr Kind gestresst sein könnte:
- Es ist genervt.
- Es reagiert impulsiv.
- Es vergisst Dinge.
- Es verhält sich motzig.
- Es provoziert.
- Es hat Schmerzen.
- Es ist weinerlich.
- …

Woran erkennen Sie, dass Ihr Kind (sozial) gestresst ist?

....

....

Es ist wichtig, gemeinsam mit dem Kind und auch in der Therapie die persönlichen Stressauslöser kennenzulernen. Das klingt erstmal vielleicht einfach, im Laufe der Entwicklung treten jedoch immer mehr Stressauslöser zu Tage. Daher immer wieder neu fragen: Welche Punkte stressen mein Kind?

....

....

Stress ist ansteckend! Wenn ein Familienmitglied gestresst ist, kann sich das schnell auf die anderen übertragen. Daher ist es auch wichtig, eigene Stressoren zu kennen. Notieren Sie hier die einzelnen Familienmitglieder mit ihren persönlichen Stressoren!

....

....

....

AB 35 • E

Stressschutz zuhause

Was gegen Überreizung und Stress hilft, ist von Mensch zu Mensch sehr unterschiedlich. Dem einen hilft Ablenkung, der anderen Ruhe. Auch das Verhalten bei Entspannung ist unterschiedlich: Kinder werden in der Regel friedlicher, die Tonlage tiefer, die Sprechgeschwindigkeit geringer, die Bewegungen runder und ruhiger, die Frustrationsgrenze höher, das Interesse an anderen stärker, es lacht mehr, kann sich länger mit bestimmten Tätigkeiten beschäftigen.

Woran erkennen Sie Entspannung Ihres Kindes?

....

....

Gegen (sozialen) Stress zuhause könnte Folgendes helfen:

☐ Ruhe	☐ Hörspiel	☐ Lesen	☐ Musikhören	☐ Routinen	☐ Haustier
☐ Rausgehen	☐ Nickerchen	☐ Spielzeit	☐ Zeit allein	☐ Gemeinschaft	☐ Medien in Maßen

☐ … und vieles mehr, das können Sie hier notieren:

....

....

> **Wichtig**
>
> Finden Sie mit Ihrem Kind den eigenen, ganz persönlichen Stressschutz!

Besprechen Sie folgende Fragen gemeinsam mit Ihrem Kind:

Woran erkennen wir, dass Stressschutz nötig ist?

....

....

Wann ist Stressschutz möglich oder nicht möglich (z. B. nicht unter Zeitdruck)?

....

....

Was wollen Sie sich gemeinsam für Stressschutz vornehmen?

....

....

AB 36 • E

Stressschutz in der Schule

Für einige Kinder ist das soziale Miteinander in der Schule kaum zu ertragen, weil sie viel zu viel wahrnehmen. Da kann z. B. normale Sprache wie schrille Sirenen klingen und kaum auszuhalten sein. Soziale Situationen können und sollen nicht vollständig verhindert werden, aber es gibt viele Maßnahmen, die das soziale Miteinander in der Schule erleichtern können.

Hier ein paar Beispiele, was bei (sozialem) Stress in der Schule helfen könnte:

☐ Kopfhörer	☐ Pausen allein	☐ kurz rausgehen dürfen	☐ vorne sitzen
☐ allein sitzen	☐ hinten sitzen	☐ Sitznachbarn aussuchen	☐ Stundenreduktion
☐ Musikhören	☐ Spielzeug mitnehmen	☐ was für die Hände	☐ Rätselraten
☐ keine Berührung	☐ keine Ausflüge	☐ draußen bewegen dürfen	☐ …

Überlegen Sie mit Ihrem Kind, was helfen könnte.

Sehr wichtig ist die Beziehung zwischen Schule und Ihnen als Eltern. Auch Lehrerinnen und Lehrer sind von gestressten Kindern gestresst, das ist ganz normal. Aber das bringt Lehrkräfte auch an ihre Grenzen und auch sie können genervt auf die Kinder reagieren. Und das hilft niemandem! Daher gilt:

- ▶ Reden Sie freundlich mit den Lehrerinnen und Lehrern.
- ▶ Zeigen Sie Verständnis, dass es evtl. mit Ihrem Kind nicht immer einfach ist.
- ▶ Entlasten Sie die Lehrkräfte, dass diese nicht versagt haben.
- ▶ Erklären Sie, dass jede Person unterschiedlich wahrnimmt und dass es Dinge gibt, die Ihr Kind sehr stressen.
- ▶ Erzählen Sie in Ruhe, was schwierig für Ihr Kind ist.
- ▶ Nutzen Sie Beispiele (wie oben mit der Sirene).
- ▶ Allen hilft es, wenn Ihr Kind Nachteilsausgleiche (Ideen oben) bekommt.
- ▶ Besprechen Sie, welche der oben aufgeführten Ideen umgesetzt werden könnten.

Folgendes wollen wir ausprobieren:

....

....

....

6 Ressourcen

Ressourcen in Kindern zu entdecken und zu fokussieren, ist für den Aufbau sozialer Kompetenzen, der Förderung sozialer Interaktion und für die individuelle Entwicklung äußerst gewinnbringend und hilfreich. Gute soziale Eingebundenheit an sich gilt als eine der wichtigsten Ressourcen von Menschen in Krisenzeiten. Je besser soziale Kompetenzen ausgeprägt sind, desto besser kann ein gesundes, tragfähiges Netz aufgebaut und genutzt werden.

Durch das Gesundheits- und Schulsystem sind wir auf Störungen, Fehler und Defizite ausgerichtet. Daher sind wir darin geschult, diese Defizite möglichst gut zu beheben, was oft auch sinnvoll und wichtig ist. Die Gefahr besteht aber, dass wir vorhandene und potenzielle Ressourcen nicht genug nutzen oder neu aufbauen.

Ressourcenorientierung ist aus vielerlei Hinsicht von herausragender Relevanz! In so gut wie jeder Bedürfnistheorie, z. B. der Konsistenztheorie von Grawe (2004) oder der Selbstbestimmungstheorie von Ryan und Deci (2022) werden Grundbedürfnisse nach Selbstwerterhöhung, Anerkennung oder Kompetenz benannt. Durch Ressourcenorientierung befriedigen wir somit ein zentrales Grundbedürfnis von Kindern, welches durch die Gesellschaft oft frustriert wird. In systemischen Therapieverfahren werden Ressourcen fokussiert, aus der Verhaltenstherapie wissen wir, dass die Auftretenswahrscheinlichkeit von Verhalten deutlich steigt, wenn es Beachtung findet. Wir unterscheiden zwischen verschiedenen Ressourcen, deren Kombination gute Resilienz schafft und auf die das Kind zurückgreifen kann, wenn es schwierig wird.

- **Persönliche Ressourcen** sind vielseitig und beginnen bei individuellen Fähigkeiten und Begabungen. Diese umfassen alles, was ein Kind lernt, alle Hobbys, die ein Kind beherrscht, alle Stärken, die ein Kind in sich entdeckt und nutzt. Auch Charaktereigenschaften, Fähigkeiten zur Emotionsregulation, soziale Interaktionsformen, positive Glaubenssätze, Spiritualität und Glaubenserfahrungen zählen zu den persönlichen Ressourcen.
- **Familiäre Ressourcen** werden durch vertrauensvolle Beziehungen zwischen Familienangehörigen aktiviert. Existenzielle Versorgung mit Nahrung und Unterkunft scheint für uns selbstverständlich, auch wenn es das in vielen Teilen der Welt nicht ist. Kinder lernen am Modell ihrer Angehörigen, erfahren praktische Hilfe und emotionale Nähe.
- **Soziale Ressourcen** sind Freund:innen, Bekannte, Lehrer:innen und alle anderen Bezugspersonen. Menschen, die in guten und schlechten Zeiten ein tragfähiges Netz bilden. Menschen, von denen ein Kind lernt, bei denen es sich ausprobieren kann, Fähigkeiten gefördert, Grenzen erfahren und Kräfte gemessen werden. Besonders die Vielfältigkeit ist hier wichtig. Nicht alle Freund:innen müssen »best friends« sein, auch losere Kontakte erfüllen wichtige Funktionen.
- **Gesellschaftliche Ressourcen** sind in der westlichen Welt mehr vorhanden als je zuvor. Menschen haben durch digitale Vernetzung so viele Möglichkeiten wie noch nie. Technischer und wissenschaftlicher Fortschritt führen zu hohem Wohlstand und sehr guter Gesundheit. Die Gefahr besteht darin, dass Menschen das Gefühl bekommen, »allein« klarzukommen.

Wichtig

Die verschiedenen Ressourcen sollten jederzeit gesucht, gemerkt, kommuniziert, erlebt und gefördert werden. Dies gilt auch für uns persönlich als Therapeut:innen. Sehen wir uns selbst und die Welt eher defizitär oder ressourcenorientiert?

Arbeits- und Informationsmaterial

AB 37 Hilfsnetz

Bei der Übung legen die Kinder für alle Personen, die ihnen helfen können, ein Seil in die Mitte, sodass symbolisch ein Netz entsteht. Ressourcen werden gestärkt, Kinder merken, dass ihnen viele helfende Ressourcen zur Verfügung stehen. (Bekannte und auch Fremde wie Ärzte, Feuerwehr o. Ä.). Die Übung eignet sich sowohl für das Gruppen- als auch für das Einzelsetting. Auf dem Arbeitsblatt für die Kinder werden die Namen und ggf sogar noch Kontaktdaten schriftlich fixiert, sodass die Kinder einen Notfallplan haben.

AB 38 Superpower-Band

In dieser Kreativaktion basteln die Kinder Perlenarmbänder. Jede Perle steht für eine Ressource, etwas, was dem Kind »Superpower« gibt. Das können eigene Fähigkeiten, Freunde und Freundinnen, Materielles, Ideelles oder vieles mehr sein. Die Perlen motivieren, Ressourcen zu finden, und erinnern im Alltag daran. Die Übung eignet sich sowohl für das Gruppen- als auch für das Einzelsetting. Auf dem Arbeitsblatt für die Kinder wird festgehalten, welche Perle für welche Ressource steht und wie sie Superpower gibt.

AB 39 SOS-Box

In dieser Kreativaktion basteln die Kinder SOS-Boxen für Gegenstände, die ihnen in Notfällen helfen können oder sie an Momente erinnern, in denen ihnen schon geholfen wurde. Erinnerungen an Ressourcen werden geweckt und konkrete Hilfen für zukünftige »Notfälle« geplant und bereitgestellt. Die Übung eignet sich sowohl für das Gruppen- als auch für das Einzelsetting. Auf dem Arbeitsblatt für die Kinder werden die Ressourcen nochmals dokumentiert.

AB 40 Helfer-ABC

Auf diesem Arbeitsblatt haben die Kinder die Möglichkeit, zu jedem Buchstaben etwas zu schreiben, wobei sie Hilfe brauchen oder womit sie anderen helfen können. Die Buchstaben motivieren, breiter zu überlegen. Kinder merken, dass sie selbst viel zum Glück anderer beitragen und gleichzeitig viel bekommen können.

INFO 7 Ressourcen

Das Informationsblatt gibt den Eltern bzw. Angehörigen Ideen, was Ressourcen des Kindes sein können (privat, sozial, gesellschaftlich) und wie sie diese beim Kind fördern können.

AB 41 Wertschätzen leicht gemacht

Mit diesem Arbeitsblatt erhalten die Eltern bzw. Angehörigen wichtige und praktische Infos, wie und warum sie ihr Kind individuell und spezifisch positiv verstärken können. Außerdem wird thematisiert, wie sie selbst mit Wertschätzung umgehen können.

AB 42 Positive Brille für Eltern

Durch das Arbeitsblatt lernen Eltern bzw. Angehörige, positive Eigenschaften der Kinder zu fokussieren und somit zu verstärken.

AB 43 Good-Talk-Runden

In Good-Talk-Runden lernen Familien oder Gruppen (am besten regelmäßig für ca. 30 bis 40 Minuten), über Positives zu sprechen. Das Familienklima verbessert sich und alle werden zur Entwicklung ermutigt. Themen können variieren und werden vorgeschlagen (z. B.: Was war gut in der Woche? Was mag ich an xy?).

AB 44 Familien-Fallschirm

Bei der Übung werden familiäre Ressourcen (persönlich, sozial, gesellschaftlich) zusammengetragen, die eine Familie in Krisen vor dem »Aufprall« schützen. Es wird deutlich, dass alle einmal Hilfe brauchen und diese zur Verfügung steht.

Hilfsnetz

- **Beschreibung:** Sie geben dem Kind verschieden lange Fäden, die sie für verschiedene Ressourcen auswählen sollen. Die Ressourcen sollen aus allen Bereichen stammen. Die Fäden werden dann auf dem Boden zu einem Netz zusammengelegt.
- **Ziel:** Diagnostisch erfahren Sie und die Kinder mehr über vorhandene Ressourcen. Diese werden aktualisiert, was die Wahrscheinlichkeit steigern kann, dass die Kinder ihre Ressourcen auch nutzen.
- **Dauer**: ca. 20 Minuten
- **Material**: ca. 20 bis 30 Fäden / Seile (einfarbig oder bunt), ggf. Kleber und Papier

Die Übung erklären

»Zum Glück sind wir alle nicht allein auf der Welt. Vor allem wenn es uns mal nicht so gut geht, merken wir, dass wir von anderen Menschen besondere Hilfe brauchen – oder auch durch das, was wir selbst so an Fähigkeiten haben. Wenn etwas runterfällt, ist es gut, wenn da ein Netz ist, das auffängt. So ist das auch, wenn bei uns mal was richtig blöd läuft. Wir haben dann auch ein Netz. Ein Hilfsnetz mit ganz vielen unterschiedlichen Menschen, eigenen Fähigkeiten oder Sachen, die uns dann helfen.

Hier habe ich viele Seile. Lass uns mal überlegen, was und wer dir alles helfen kann.

Für jede Person, die dir helfen kann, legen wir ein Seil in die Mitte. Denke dabei an ganz verschiedene Personen. Das können Freunde und Freundinnen, Eltern oder auch fremde Personen, wie ein Polizist oder Sanitäter, sein. Wir legen die Seile so übereinander, dass sie wie ein Netz aussehen, das uns daran erinnern kann, dass wir durch ein Netz aufgefangen und gehalten werden.«

Alternative Ideen / Ergänzungen

- Sie können für die verschiedene Arten von Ressourcen auch verschiedene Farben oder Längen der Seile anbieten.
- Wenn Sie die Übung in der Gruppe machen, können Sie in der Mitte verschiedenfarbige Seile für die unterschiedlichen Ressourcenarten bereithalten. Sie legen die jeweiligen Fäden in das Netz und alle Kinder berichten, was / wer ihnen jeweils persönlich dazu einfällt.
- Das Netz kann auch aufgeklebt und mit nach Hause genommen werden. Oder Sie nutzen die Arbeitsblatt-Vorlage auf der nächsten Seite.

Hilfsnetz

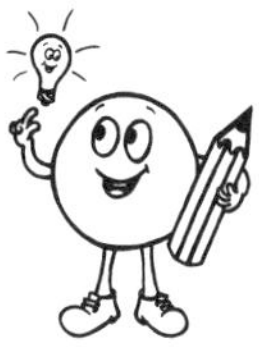

Das merk ich mir

Keiner kann alles allein schaffen. Wenn es schwierig wird, haben wir andere Menschen, eigene Fähigkeiten oder Sachen, die uns helfen.

Hier ist dein Hilfsnetz. Schreibe oder male an die jeweiligen Seile, was dir hilft.

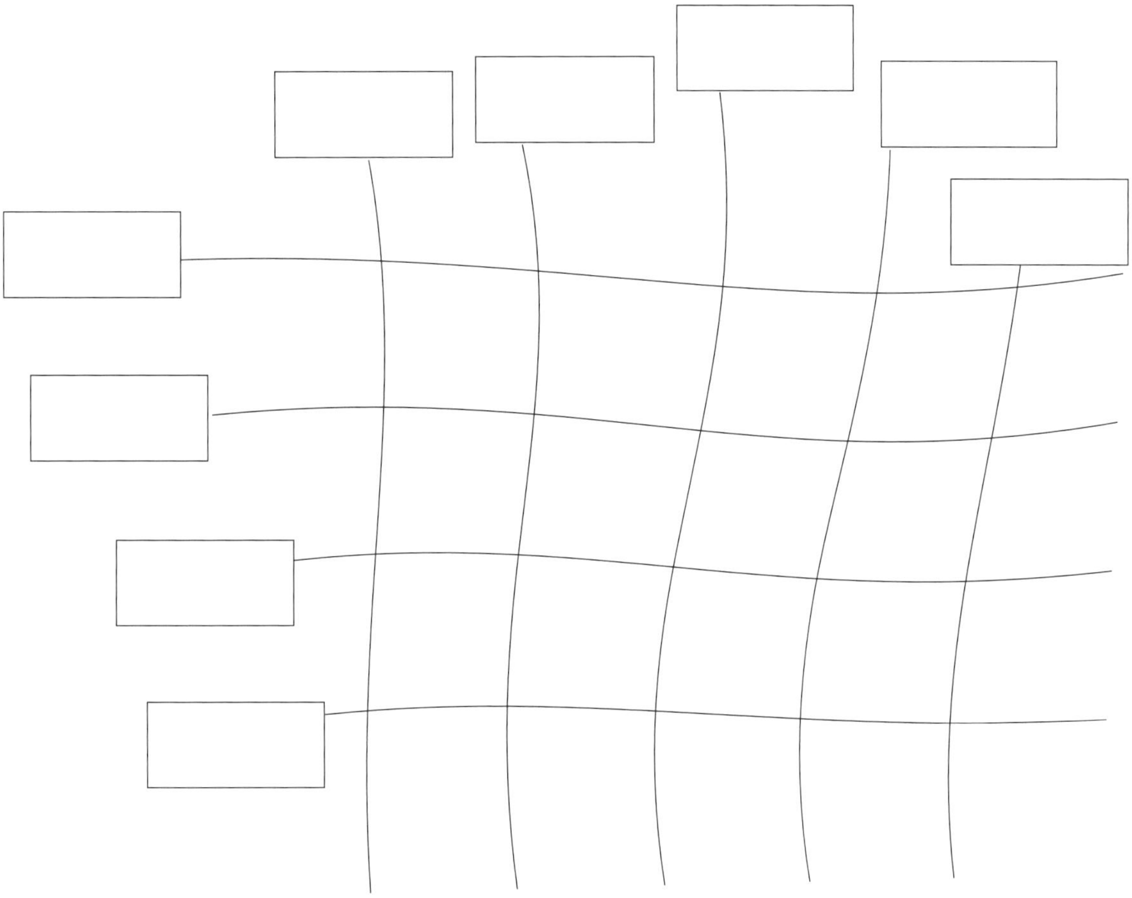

Superpower-Band

- **Beschreibung:** Sie geben dem Kind Holzperlen, die es später auf ein Armband fädeln kann. Für jede Ressource, die ihm einfällt, bekommt es eine Kugel, die es dann am Armband tragen und die es an die Ressource erinnern kann.
- **Ziel:** Kinder lernen, sich ihrer Ressourcen bewusst zu werden. Das Armband steigert den Alltagstransfer und sieht außerdem sehr schön aus.
- **Dauer**: ca. 20 Minuten
- **Material**: Holzperlen, Band

Die Übung erklären

»Manchmal sind Momente in unserem Leben gar nicht so einfach. Da brauchen wir besondere Power. Oft haben wir die auch, aber dann fällt sie uns in diesem Moment nicht direkt ein. Deswegen wollen wir ein Superpower-Band basteln, was uns an alles erinnern soll, was uns Kraft geben kann oder hilft. Was fällt dir dazu ein? Das können auch eigene Fähigkeiten sein oder Menschen oder Tiere, vielleicht auch ganz andere Sachen …

Hier habe ich Perlen. Das sind deine Powerkugeln. Für jede Sache, die dir einfällt, bekommst du eine Powerkugel, die du dann für dein Armband geschenkt bekommst.«

Alternative Ideen / Ergänzungen

- Sie können für die verschiedene Arten von Ressourcen auch verschiedene Farben von Perlen nehmen.
- Wenn den Kindern wenig einfällt, können Sie eine bestimmte Anzahl an Perlen vorgeben, z. B. vier soziale Ressourcen, fünf persönliche Ressourcen usw., das gibt einen Rahmen beim Überlegen und suggeriert, dass jedes Kind Ressourcen hat.
- Wenn Sie die Powerbänder in der Gruppe basteln, ist es sinnvoll, jedem Kind von vornherein eine bestimmte Anzahl zu geben und die Kinder zu bitten, die Namen / Begriffe dazu zu nennen. Sonst hat jemand ggf. sehr viele und jemand anderes zu wenig.

Superpower-Band

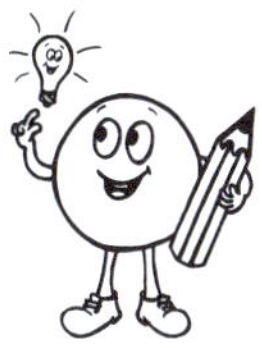

Das merk ich mir

Für einige Momente brauchen wir besonders viel Kraft. Die Kugeln unten erinnern mich daran, wodurch ich Superpower bekomme.

Schreib oder male an jede Kugel, wofür sie ist …

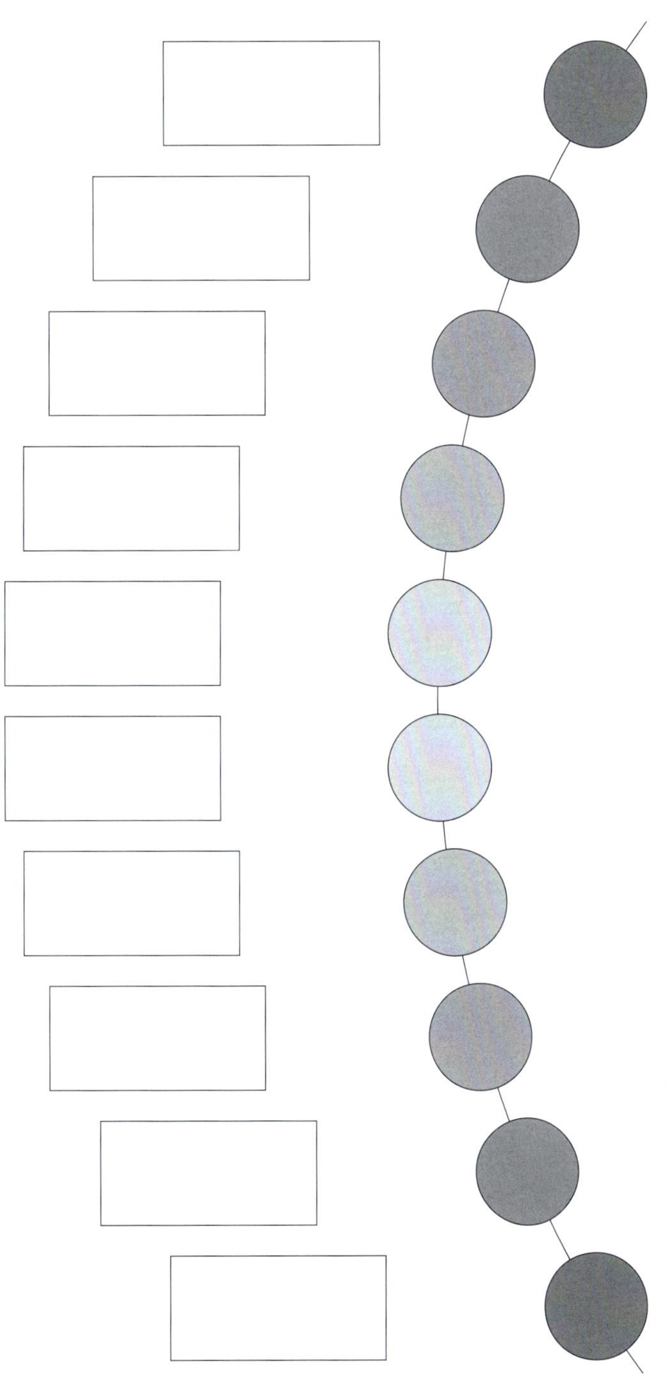

SOS-Box

- **Beschreibung:** Das Kind bekommt eine kleine Box oder ein Kästchen und soll für alle Ressourcen kleine Gegenstände sammeln und sie hineinlegen. Dies können Erinnerungen an Unterstützung und Hilfe sein, die sie erhalten haben, oder auch Ressourcen, die ihnen für die Zukunft einfallen.
- **Ziel:** Die Kinder lernen Ressourcen zu schätzen und diese auch im Alltag besser zu fokussieren, indem sie die Box weiter füllen.
- **Dauer**: ca. 20 bis 40 Minuten
- **Material**: Box / Schuhkarton, Material zum Befüllen (kleine Steine, Perlen, Naturgegenstände, Glasperlen, Notizzettel), ggf. Material zum Selbstbauen (Pappe, Kleber, Scheren, Stifte)

Tipp

Sie können auch Eltern bitten, Boxen und entsprechende Gegenstände mitzubringen.

Die Übung erklären

»Weißt du, was SOS bedeutet? Das ist ein Notrufsignal, z. B. von einem Schiff, wenn es Hilfe braucht. Auch wir brauchen manchmal Hilfe und haben auch schon mal Hilfe bekommen. Es ist immer gut, wenn man weiß, wo und wie man Hilfe bekommen kann. Deswegen wollen wir eine SOS-Box basteln, in die du alle Dinge tun kannst, die dich daran erinnern können, was dir schonmal geholfen hat, zum Beispiel ein Foto von einem Freund. Du kannst auch Dinge hineinlegen, die dir in Zukunft helfen können, wie z. B. ein kleines Pflaster.«

Alternative Ideen / Ergänzungen

- Sie können alle Arten von Boxen und Gegenständen verwenden oder auch gemeinsam mit den Kindern herstellen und gestalten. In der Regel ist die Identifikation am größten, wenn die Kinder selbst viel gestaltet haben.
- Wenn Kinder nicht gerne basteln, können sie auch einen Umschlag und Zettel nehmen.

SOS-Box

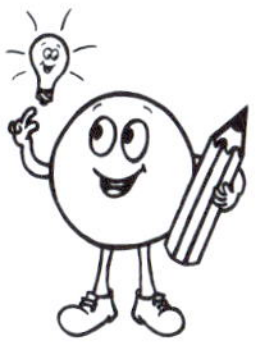

Das merk ich mir

Jeder kann mal in Not geraten. Mit dem SOS-Signal zeigt man anderen, dass man Hilfe braucht. Es ist gut zu wissen, wer und was dir alles helfen kann. Die Dinge in der »SOS-Box« erinnern dich daran!

Schreib oder male alles rein, was dir schonmal geholfen hat oder was dir helfen kann.

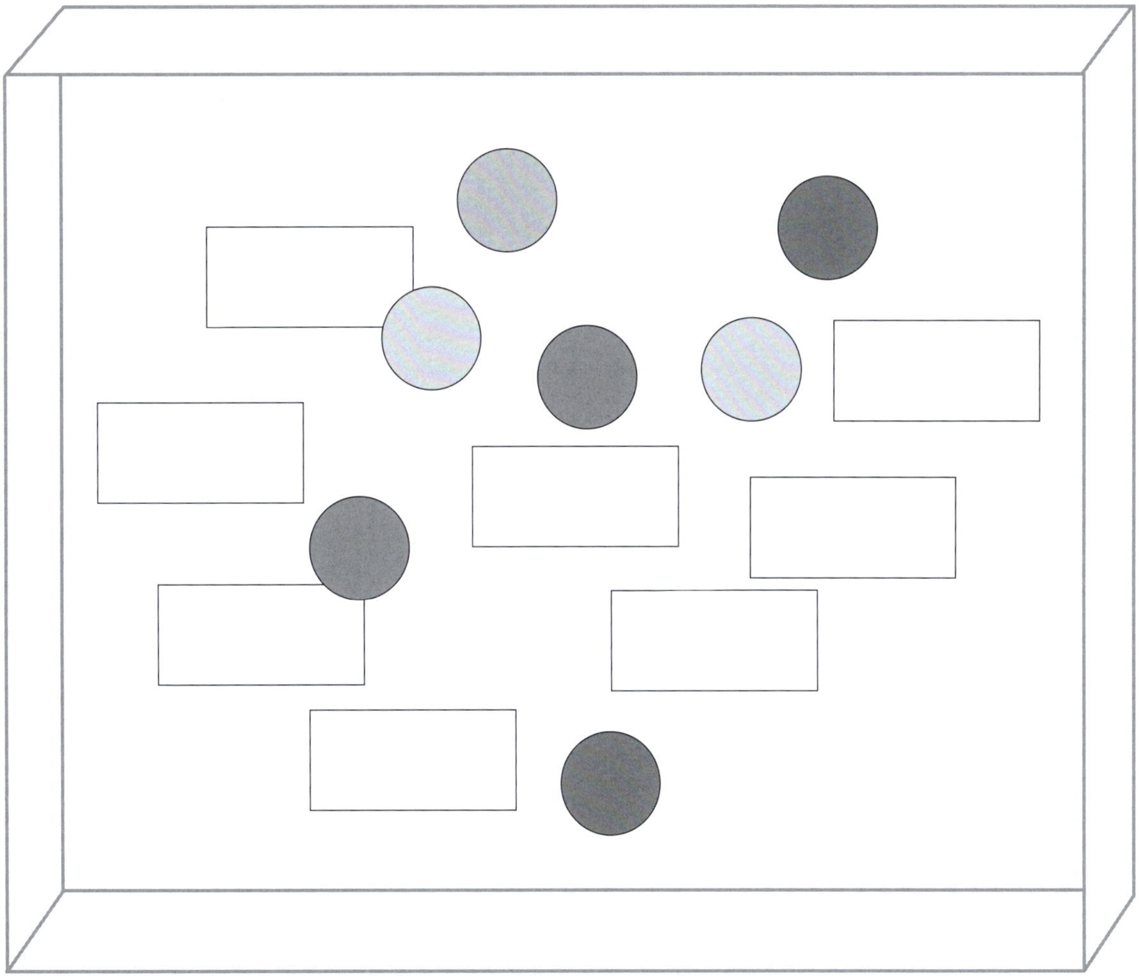

AB 40 • K

Helfer-ABC

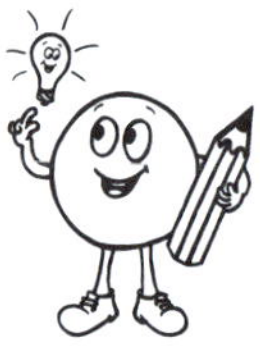

Das merk ich mir

Jedem Kind fallen einige Dinge leicht … das ist gut, denn damit kannst du anderen helfen. Aber genauso normal ist es, dass du manche Dinge nicht so gut kannst. Da brauchst du Hilfe, das ist sogar auch ganz gut, denn andere Leute helfen gerne. Du machst ihnen damit eine Freude.

Schreibe oder male zu möglichst vielen Buchstaben Dinge, die du gut kannst (z. B. A – angeln) und wo du anderen helfen kannst. Auf die andere Seite kommen Dinge, die du nicht so gut kannst, bei denen du selbst Hilfe brauchst. Natürlich kannst du auch mehrere Sachen zu einem Buchstaben schreiben.

Hier kann ich helfen		Hier brauche ich Hilfe
	A	
	B	
	C	
	D	
	E	
	F	
	G	
	H	
	I	
	J	
	K	
	L	
	M	
	N	
	O	
	P, Q	
	R	
	S	
	T	
	U	
	V	
	W	
	X, Y	
	Z	

Ressourcen

Alle Menschen haben Ressourcen. Das können eigene Fähigkeiten, Freunde, Familie, technische Geräte und vieles mehr sein. Ressourcen helfen, sich zu entwickeln und Krisen und Herausforderungen gut zu meistern. Oft haben wir die Dinge im Blick, die *nicht* so gut laufen. Es ist aber wichtiger, die Ressourcen der Kinder zu fördern und aufzubauen. Dafür müssen wir diese mehr beachten, ansprechen und unterstützen. Es gibt sehr unterschiedliche Ressourcen:

- **Persönliche Ressourcen** sind Fähigkeiten, Begabungen, Eigenschaften, Erfahrungen, Überzeugungen … Es umfasst alles, was Ihr Kind lernt, alle Hobbys, die ein Kind beherrscht, alle Stärken, die ein Kind in sich entdeckt und nutzt. Auch Charaktereigenschaften, Fähigkeiten, mit Gefühlen umzugehen oder mit Kindern zu spielen, Glaubenserfahrungen gehören dazu.
- **Familiäre Ressourcen** sind all das, was Ihr Kind durch Sie und andere Mitglieder der Familie bekommt. Sie tun so viel für Ihr Kind, schon allein alles, was es zum Überleben braucht: Nahrung, Wohnung … Das scheint für uns selbstverständlich, auch wenn es das in viele Teilen der Welt nicht ist. Kinder lernen und schauen sich so viel von Ihnen ab. Sie helfen, wo es nötig ist, und geben Ihrem Kind auch die emotionale Nähe, die es braucht.
- **Soziale Ressourcen** sind Freunde, Bekannte, Lehrkräfte und alle anderen Bezugspersonen. Menschen, die in guten und schlechten Zeiten da sind und helfen. Menschen, von denen ein Kind lernt, bei denen es sich ausprobieren kann, Fähigkeiten gefördert, Grenzen erfahren und Kräfte gemessen werden. Besonders die Vielfältigkeit ist hier wichtig, nicht alle Freunde müssen »best friends« sein, auch losere Kontakte sind wichtig.
- **Gesellschaftliche Ressourcen** sind in der westlichen Welt mehr vorhanden als je zu vor. Menschen haben durch digitale Vernetzung so viele Möglichkeiten wie noch nie. Technischer und wissenschaftlicher Fortschritt führen zu hohem Wohlstand und sehr guter Gesundheit. Die Gefahr besteht darin, dass Menschen das Gefühl bekommen, »allein« klarzukommen, was auf Dauer aber überfordert, einsam und ängstlich macht.

Wichtig • Ressourcen fördern

All dies kann nur entstehen, wenn Sie es fördern. Wir reagieren zu oft auf Problemverhalten der Kinder, aber zu selten auf positives Verhalten. Positives können Sie unterstützen, indem Sie es bemerken, Ihrem Kind zeigen und sagen, was Ihnen auffällt, vor anderen gut über Ihr Kind reden, ihm zulächeln, sich mit ihm über Veränderungen freuen, es loben, ihm »High Five« geben, Daumen hoch …

Beschreiben Sie, was es gut kann, sagen Sie, worüber Sie sich freuen. Wichtig ist, dass Sie es ernst meinen und es auch so rüberbringen.

AB 41 • E

Wertschätzen leicht gemacht

Es ist nicht immer einfach, Positives zu sagen. Das sind wir in der Regel nicht gewohnt. Vielleicht fällt es Ihnen auch nicht leicht, Wertschätzung und Lob anzunehmen (»Ach, so gut kann ich das auch nicht«)? Und wie sieht es aus mit Selbstlob? Hören Ihre Kinder, dass Sie selbst etwas Positives über sich sagen?

Manchmal reagieren Kinder unsicher auf Wertschätzung oder Lob. Das kann dazu führen, dass Eltern es ganz schnell wieder lassen. Das wäre aber sehr schade und schlecht für die Entwicklung des Kindes. Üben Sie, Wertschätzung auszudrücken!

Wertschätzen – aber richtig:

- Überzeugend: Kinder achten mindestens genauso auf Mimik (lächeln) und Gestik wie auf den Inhalt.
- Ehrlich: Meinen, was man sagt: Also vorher gut überlegen, was Sie wertschätzen.
- Konkret: Genau beschreiben, was Sie wertschätzen. Beispiele:
  - »Ich finde es toll, dass du eben deiner kleinen Schwester etwas abgegeben hast. Du bist echt eine liebevolle große Schwester.«
  - »Du hast beim Fußball eben richtig großartig den Ball gehalten, ich bin stolz auf dich!«
  - »Ich kann mich auf dich verlassen – das ist nicht selbstverständlich!«
- Passend: Nicht jedes Kind mag in jeder Situation gesprochene Worte, gerade vor anderen können Eltern peinlich sein! Dann passt ein Blick besser, ein »Daumen hoch« oder ein High Five.

Eigene Wertschätzung

Seien Sie ein Vorbild für Ihr Kind. Wertschätzen Sie sich selbst und lassen Sie es Ihr Kind hören.

- »Schau mal: Das ist mir gut gelungen!«
- »Heute war ich richtig gut … ich war joggen!«

Hierfür will ich mich selbst wertschätzen:

....

Wertschätzung annehmen

Seien Sie ein Vorbild für Ihr Kind, indem Sie Wertschätzung oder Lob annehmen:

- »Danke, es ist lieb, dass du das sagst!«
- »Echt? Das freut mich!«
- Ja – danke, das gefällt mir auch!«

Hier will ich Wertschätzung annehmen:

....

Das sind meine eigenen Worte:

....

Positive Brille für Eltern

Schule und Gesellschaft schauen oft mit negativer Brille auf die Kinder. Was kann das Kind noch *nicht* so gut?

Je mehr wir etwas Positives in unseren Kindern sehen und das auch ansprechen, desto besser entwickelt sich das Kind. Wenn wir immer nur sagen: »Du kannst das nicht!«, wird das Kind viel weniger lernen, als wenn wir sagen: »Du kannst das schon viel besser.«

In jedem Menschen stecken Stärken *und* Schwächen. Sie entscheiden, was Sie bei Ihrem Kind mehr beachten. Sie können sozusagen entscheiden, mit welcher »Brille« Sie Ihr Kind betrachten. Mit der positiven Brille fallen Ihnen mit der Zeit viel mehr positive Dinge ein. Wenn Sie z. B. positive Eigenschaften häufiger benennen, ist die Wahrscheinlich sehr hoch, dass Ihr Kind diese Eigenschaften weiterentwickelt und häufiger zeigt.

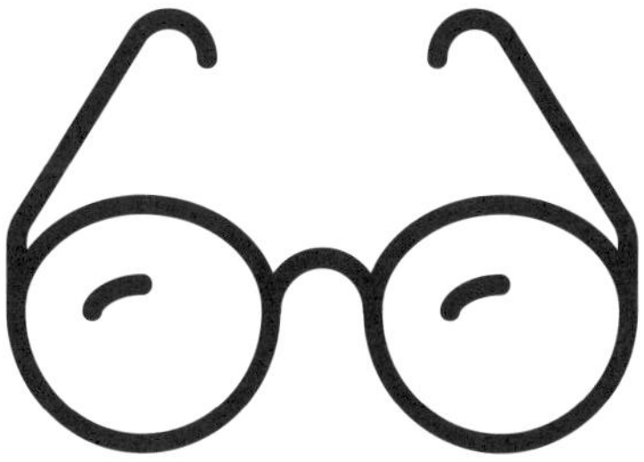

Wenn ich mein Kind mit der positiven Brille betrachte, sehe ich …

… folgende Fähigkeiten (Dinge, die mein Kind gut kann …):

....

....

....

… folgende hilfreiche Eigenschaften:

....

....

....

AB 43 • E

Good-Talk-Runden

Wichtig

Damit sich die Fähigkeiten Ihres Kindes weiterentwickeln, ist es sehr wichtig, dass Sie bei Ihrem Kind Positives bemerken, ihm Positives sagen, es aufbauen und wertschätzen. Oft sind wir es nicht gewohnt, positiv zu sprechen. Das können alle miteinander üben. Das macht Spaß und tut allen gut!

Good Talk ist eine Familien- oder Gruppen-Aktion, in der sich alle regelmäßig zusammensetzen. Das könnte etwa einmal die Woche für ca. 30 bis 45 Minuten stattfinden. Abwechselnd ist jede:r mal Gesprächleiter:in, sucht die Frage aus, stellt diese und achtet auf die Redezeiten und Regeln:

- Jede:r spricht nacheinander (niemand unterbricht).
- Jede:r hat eine bestimmte Redezeit (z. B. 3 bis 5 Minuten).
- Gesagtes von anderen wird nicht kommentiert.
- Jede:r redet nur von sich.
- Es wird nur über »Gutes« gesprochen.

Themen pro Treffen könnten sein:

(1) Was ist diese Woche gut gelaufen?

(2) Was habe ich diese Woche gelernt?

(3) Über was habe ich mich in dieser Woche am meisten gefreut?

(4) Was mag ich an meinem Sitznachbarn?

(5) Wo habe ich diese Woche etwas Gutes getan?

(6) Was könnten wir als Familie Gutes tun?

(7) Was hat mir diese Woche am meisten Spaß gemacht?

(8) Was mag ich an mir?

(9) Jede:r sagt eine positive Sache zu jedem anderen.

(10) …

AB 44 • E

Familien-Fallschirm

Auch ganze Familien brauchen von Zeit und Zeit Unterstützung. Daher ist es wichtig, dass Sie ein gutes soziales Netz und gute Ressourcen aufbauen, die in Krisenzeiten tragen. Gestalten Sie Ihren Familien-Fallschirm mit allen Ressourcen, die Sie in Krisen vor dem »Aufprall« schützen.

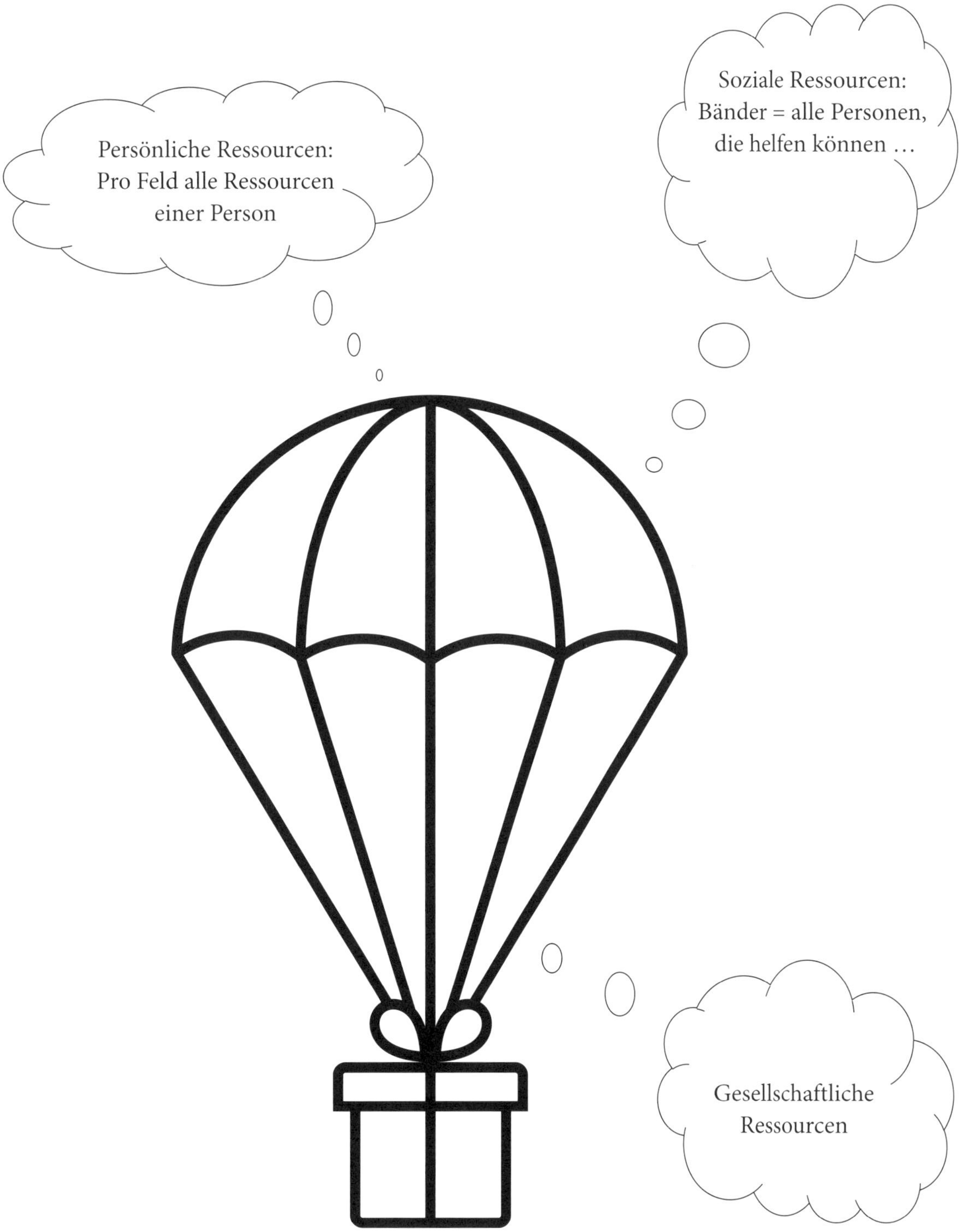

7 Wut und Aggression

Aggression und Wut zeigen Kinder nie ohne Grund. Kinder sind nicht von Natur aus »böse« und wollen auch keinen Schaden anrichten oder »zerstören«. Wut und Aggression sind Hinweise und Hilfeschreie. Die individuellen Hintergründe zu eruieren und an diesen Stellen Veränderungen einzuleiten, kann längerfristigen Erfolg bringen. Im Umgang mit Aggression ist es die Kunst, gleichermaßen auf der Symptomebene zu reagieren, um destruktives Verhalten zu verringern, aber gleichzeitig auch Veränderung in Bezug auf die Hintergründe zu schaffen.

Risiken. Kinder, die Wut und Aggression offen zeigen, geraten oft in die »böse« Rolle und gelten als Störenfried, Nervensäge, Trouble-Maker … Diese Rollenzuschreibungen können dazu führen, dass störendes Verhalten noch verstärkt wird. Jedes Kind, dass sich aggressiv oder wütend verhält, profitiert im gewissen Sinne davon. Mögliche Profite können sein:

- Druckentlastung
- Aufmerksamkeitsgewinn
- Identitätsstiftung
- Kontroll- und Stärkegefühl
- Selbstwirksamkeit
- Abbau von Hilflosigkeit, Selbstschutz
- Wiederherstellung von Gerechtigkeit
- …

Chancen. Das Zeigen von Wut und Aggression bietet auch Chancen. Kinder weisen darauf hin, dass irgendetwas in ihnen oder der Umwelt nicht stimmt. Zum Beispiel, dass Bedürfnisse nicht beachtet, Grenzen nicht gewahrt, Signale nicht verstanden werden. Es gelingt ihnen, ihre Emotionen deutlich zum Ausdruck zu bringen und somit ihre Emotionen zu regulieren.
Ziele im Umgang mit Wut und Aggression sind:

- Gefühl erlauben und validieren
- Geschichte hinter der Wut verstehen
- Bedürfnisse eruieren
- Verhalten umleiten, sodass nichts und niemand zu Schaden kommt
- alternative Verhaltensweisen einüben

Wichtig • Das Kind ist nicht gleich seinem Verhalten

Es ist immer wichtig, das Kind an sich und sein Verhalten getrennt zu sehen und zu beurteilen. Das Kind wird nicht verurteilt, sondern verstanden und angenommen. Schadende Verhaltensweisen werden klar begrenzt und alternatives Verhalten erarbeitet und eingeübt.

Arbeits- und Informationsmaterial

AB 45 Wut-Quelle

Bei dieser Übung werden die Hintergründe von Wut eruiert. Mithilfe eines Wutstuhls erzählt das Kind von den Symptomen. Es geht dann bewusst unter oder hinter den Stuhl, damit Sie gemeinsam die Hintergründe verstehen. Die Wut darf sein und wird wertfrei eruiert und damit das Kind in seiner Not gesehen. Die Übung kann sowohl in der Gruppe als auch im Einzelkontakt eingesetzt werden. Auf dem Arbeitsblatt für die Kinder werden die verschiedenen Quellen von Wut benannt. Das Kind fühlt sich verstanden.

AB 46 Wut-Zauberhut
Bei der Übung wird erarbeitet, was die Wut von Kindern »weggezaubert« hätte. Es wird also erarbeitet, was die Kinder gebraucht hätten, was ihre Bedürfnisse gewesen sind. Die Übung eignet sich für das Gruppen- und Einzelsetting. Auf dem Arbeitsblatt für die Kinder schreibt oder malt das Kind, was es in Zeiten von Wut braucht, damit es ihm besser geht.

AB 47 Wut-Seiten
Durch vier Zettel, auf die sich die Kinder stellen können, wird das Erleben von Wut ganzheitlich vertieft. Wutgefühle, Körperwut, Wutgedanken, und Wutverhalten werden eruiert. Die Kinder lernen, ihre Emotionen zu erkennen, und kennen damit die Grundlage, diese besser zu regulieren. Die Übung eignet sich für das Gruppen- und Einzelsetting.

AB 48 Wut-Blasen
In der Aktion machen Sie mit den Kindern Seifenblasen. Sie erarbeiten Strategien, die ihnen helfen, damit sich die Wut wie Seifenblasen in Luft auflöst, ohne dass etwas kaputt geht. Die Kinder erweitern ihr Verhaltensrepertoire und verbessern ihre Emotionsregulation. Die Übung eignet sich für das Gruppen- und Einzelsetting. Auf der Seite für die Kinder werden die besten Strategien gegen die Wut festgehalten, damit sie zuhause ausprobiert werden können.

AB 49 Wut-Ball
Durch die Kreativaktion basteln Kinder aus Sand und Luftballonen Wut-Bälle, die sie zur Emotionsregulation nutzen können. Auf der Seite für die Kinder wird der Nutzen der Wut-Bälle geplant. Die Übung eignet sich für das Gruppen- und Einzelsetting.

AB 50 Meine Wut-Gut-Geschichte
In dieser Intervention lassen Sie die Kinder mit Puppen oder Rollenspielen nachstellen, was diese in einer Wutgeschichte gebraucht hätten. Sie machen dadurch neue korrigierende emotionale Erfahrungen, was ihnen hilft, ihre Emotionen zu regulieren und Bedürfnisse zu erfüllen. Die Übung eignet sich für das Gruppen- und Einzelsetting. Auf der Seite für die Kinder malen diese einen Comic mit dem guten Ende der Wutgeschichte und speichern sie dadurch verändert ab.

INFO 8 Wut und Aggression
Das Informationsblatt hilft Eltern und Angehörigen, die Hintergründe von Wut zu verstehen und die Emotion nicht zu verurteilen. Die Kinder sollen ihre Gefühle zeigen, aber so damit umgehen, dass nichts zerstört wird. Das Informationsblatt gibt Hinweise, wie das gelingen kann.

AB 51 Eltern-Wut
Das Arbeitsblatt gibt Eltern die Möglichkeit, ihre eigene Wut besser kennenzulernen. Sie reflektieren die Bedürfnisse, die an der Entstehung der eigenen Wut beteiligt sind, was sie früher gebraucht hätten und im Hier und Jetzt brauchen.

AB 52 Wutforscher-Team: Kinder-Wut verstehen
In dieser Familienaktion werden alle Beteilige zu Wutforschern, sie finden Auslöser, Gründe, Ausdrucksweisen von Wut bei anderen Familien oder Gruppenmitgliedern heraus. Das Verständnis untereinander wächst.

AB 53 Kinder-Wut in Luft auflösen
Familien oder Gruppen planen »Versuchsballone«! Das sind Aktionen oder Strategien, die den Kindern helfen sollen, dass sich ihre Wut in Luft auflöst, ohne dass etwas dabei zu Schaden kommt.

AB 45 • T

Wut-Quelle

- **Beschreibung:** Das Kind soll von einer Situation berichten, in der es richtig wütend war. Sie legen den Fokus auf die Quelle der Wut, auf die Ereignisse, die dazu geführt haben, dass das Kind wütend war. Zunächst gehen Sie weniger auf das Verhalten in der Wut ein, sondern auf die Emotionen davor. Sie können einen »Wut-Stuhl« in die Mitte stellen, das Kind kann sich daraufstellen oder setzen und von seiner Wut erzählen. Wut sieht jede:r, wie eine sprudelnde Wasserquelle, aber wo das Wasser herkommt, sieht niemand. Um von der Quelle zu berichten, kann das Kind hinter den Stuhl kommen und erzählen, was »dahinter« steckt.
- **Ziel:** Kinder sollen die Wut dosiert aktivieren und durch die Fokussierung auf die Ursachen angenommen fühlen. Sie und die Kinder verstehen dadurch die Gründe für die Wut und können die Ursachen bearbeiten.
- **Dauer**: ca. 20 Minuten
- **Material**: Stuhl

Die Übung erklären

»Ich finde es toll, dass du deine Gefühle zeigst. Es gibt immer einen Grund, warum man wütend oder aggressiv ist. Die Gründe sieht man oft gar nicht, aber mich interessieren sie. Es ist wie eine Wasserquelle. Kennst du sowas? Da entsteht z. B. im Wald ein kleiner Fluss, da kommt Wasser aus einem Felsen. Alle sehen nur das Wasser, aber nicht, wo das Wasser herkommt, bevor es den Felsen verlässt.

Hier habe ich einen Wut-Stuhl. Setze oder stelle dich mal drauf und erzähle von deiner Wut. Und nun schauen wir uns mal an, wo die Wut herkommt, was dahintersteckt.

Lass uns mal hinter oder unter den Wut-Stuhl setzen. Dann erzählst du mir mal, was davor war.

[*Sie zeigen Verständnis für die Gefühle und fragen so lange, bis Sie ein gutes Bild auch von den Bedürfnissen haben.*]

Danke, nun habe ich verstanden, dass es für dich sehr viele Gründe gab, wütend zu sein.«

Alternative Ideen / Ergänzungen

- Bleiben Sie wertfrei bei den Emotionen des Kindes, auch wenn Sie den Impuls haben, das Kind zu korrigieren oder es auf die Sichtweisen der »Opfer« hinzuweisen.
- Versuchen Sie, bis zum verletzlichen Kern vorzudringen. Fast immer fühlte sich das Kind verletzt, traurig oder hilflos. An der Stelle verstehen Sie und das Kind, welche Bedürfnisse nicht erfüllt waren.
- Validieren Sie die Gefühle, ohne das schädigende Verhalten gutzuheißen, z. B.: »Ich kann mir vorstellen, dass dich das richtig traurig gemacht hat …«

Wut-Quelle

Das merk ich mir

Jeder ist mal wütend. Das hat immer Gründe. Diese Gründe sind oft geheim und die anderen sehen sie nicht. Es ist aber gut, die Gründe zu kennen, damit die anderen besser verstehen, warum du wütend bist.

Dies ist deine eigene Wutquelle. Mal oder schreib an die Wassertropfen, was dich wütend macht, z. B. Ungerechtigkeit oder wenn dir jemand etwas wegnimmt.

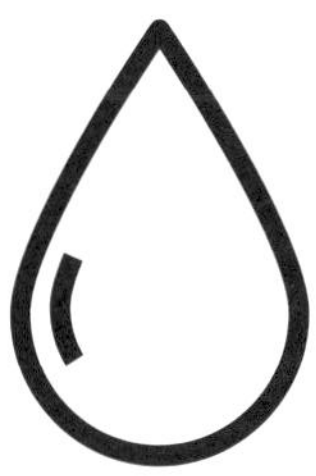

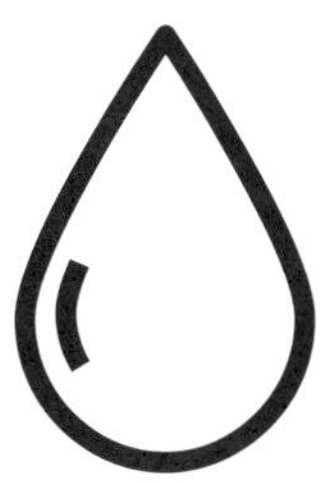

Wut-Zauberhut

- **Beschreibung:** Wenn Sie die Quelle der Wut kennen, erarbeiten Sie mit dem Kind die Bedürfnisse, die nicht erfüllt waren. Was hätte sich das Kind gewünscht, was hätte es gebraucht? Sie können mit dem Kind gemeinsam überlegen, welche Aspekte nicht gepasst haben. Sie setzen dem Kind einen Zauberhut auf und »interviewen« es.
- **Ziel:** Sowohl die Kinder als auch Sie erfahren von den Bedürfnissen, die nicht erfüllt waren, und können Ableitungen treffen, die bei Wut und Aggression helfen könnten.
- **Dauer**: ca. 20 Minuten
- **Material**: Zauberhut (z. B. alter Hut, mit Sternen beklebt, oder ein spitzer Hut aus der Kostümkiste)

Die Übung erklären

»Nun kennen wir schon die Quellen, also die Gründe für deine Wut. Hier habe ich einen Zauberhut, der hilft uns rauszufinden, was die Wut ›weggezaubert‹ hätte. Was du gebraucht hättest, damit sich deine Wut in Luft aufgelöst hätte. Setze ihn mal auf.

Zauberhut, erzähl uns, was [*Name des Kindes*] braucht, damit er / sie nicht mehr so wütend sein muss.

[*Vertiefen Sie jede Aussage, z. B. ›Ah, jemand, der nett ist zu dir … was hätte die Person sagen / tun können … was brauchst du noch?*‹]«

> **Tipp**
>
> Hinterher können Sie den Bezug zu den Bedürfnissen herstellen.

Alternative Ideen / Ergänzungen

- Wenn anfangs wenig Ideen kommen, können Sie Vorschläge machen: Vielleicht brauchst du jemanden, der zu dir steht? Was passiert dann mit der Wut?
- Wenn Sie im Präsens sprechen (»Was brauchst du« anstelle von »Was hättest du gebraucht«), kann die Wut besser aktualisiert und reguliert werden.
- Sie können Bedürfnistafeln nutzen und fragen, welche Bedürfnisse unter- oder übererfüllt waren.

Wut-Zauberhut

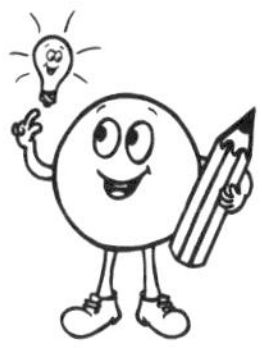

Das merk ich mir

Es gibt immer was, was die Wut »wegzaubern« könnte, was wir gebraucht hätten, damit die Wut gar nicht erst hätte kommen müssen.

Dies ist dein Wutzauberhut. Schreibe oder male in die Sterne, was du brauchst, wenn du wütend bist.

Wenn ich wütend bin, brauche ich…

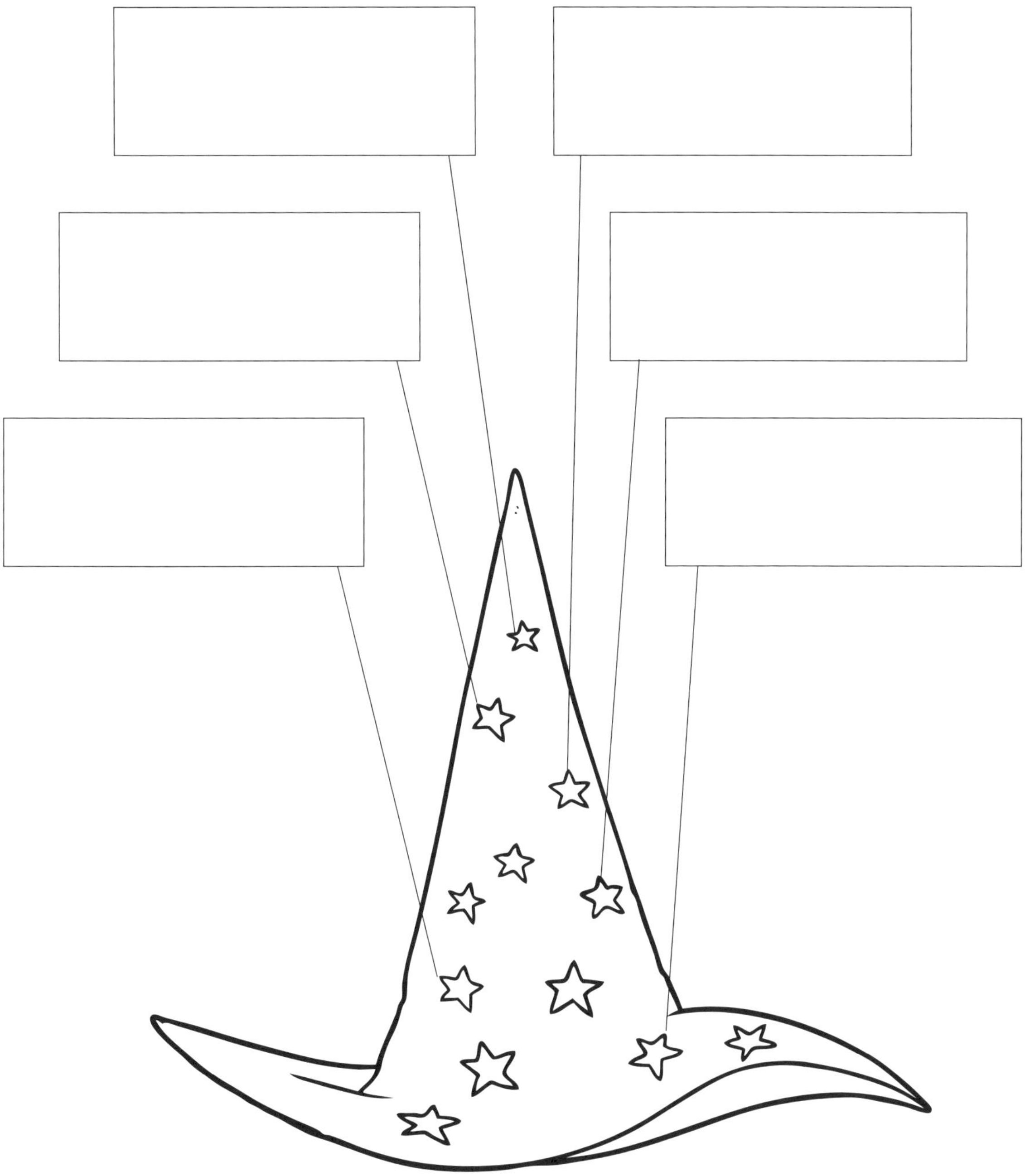

Wut-Seiten

- **Beschreibung:** Indem Sie vier verschiedenfarbige Zettel auf den Boden legen, eruieren Sie die vier Dimensionen von Wut: Gefühle, Körperreaktionen, Gedanken und Handlungsimpulse. Das Kind stellt sich jeweils auf die verschiedenen Zettel und berichtet / zeigt.
- **Ziel:** Kinder sollen die verschiedenen Aspekte von Wut detaillierter wahrnehmen. Beim Aufstehen und Platzverändern erlebt das Kind die Dimensionen intensiver und nicht rein kognitiv. Je besser es diese Aspekte kennt und spürt, desto besser kann es seine Wut später regulieren.
- **Dauer**: ca. 20 Minuten
- **Material**: 4 DIN-A4-Zettel in verschiedenen Farben

Die Übung erklären

»Schau mal, hier sind vier Farben, die uns helfen, noch ein bisschen besser zu verstehen, was bei dir passiert, wenn du wütend bist. Die Wut hat immer mehrere Seiten. Es gibt Wutgefühle, Körperwut, Wutgedanken und Wutverhalten.

Stell dich mal auf das erste Blatt. Welche **Gefühle** kommen bei Wut sonst noch?

Jetzt geh mal auf das Blatt vom **Körper**, was passiert in deinem Körper? Wo und wie spürst du deine Wut im Körper? Wie fühlt sich das an?

Und nun die **Gedanken** komm mal auf diesen Bogen. Welche Gedanken kommen dir? Hier darfst du mal alles aussprechen!

Nun als letztes das Blatt für das **Wutverhalten**. Was würdest du am liebsten tun? Hier darfst du auch alles aussprechen, ich werde es nicht weitersagen.«

Alternative Ideen / Ergänzungen

- Lassen Sie das Kind die verschiedenen Aspekte auch ganzheitlich nachempfinden. Sie können sich hinstellen, eine Bewegung dazu machen oder z. B. ein Gesichtsausdruck machen und beschreiben.
- Sie können alternativ auch die vier Ecken des Raumes wählen.
- Auch vier Stühle können der Differenzierung dienen.

Wut-Seiten

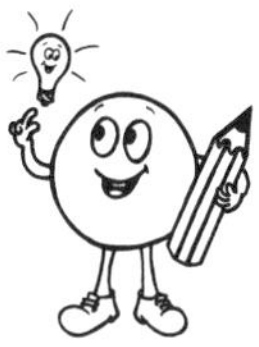

Das merk ich mir

Deine Wut hat immer verschiedene Seiten: Es gibt Wutgefühle, Körperwut, Wutgedanken und Wutverhalten.

Das sind deine Wut-Seiten. Male oder schreibe in die Seiten, was bei Wut bei dir passiert:

Meine Wutgefühle

Meine Wutgedanken

Mein Körper bei Wut

Mein Wutverhalten

Wut-Blasen

- **Beschreibung:** Sie erarbeiten mit dem Kind, was dieses machen könnte, damit sich die Wut in Luft auflösen kann. Alle Emotionsregulationsstrategien sind erlaubt, es gibt eine einzige Regel: Es darf keinen Schaden anrichten.
- **Ziel:** Kinder lernen alternative Verhaltensweisen im Umgang mit Wut. Sie erweitern ihr Verhaltensrepertoire.
- **Dauer**: ca. 20 Minuten
- **Material**: Seifenblasen

Die Übung erklären

»Hier habe ich Seifenblasen. Magst du mal? Machen Seifenblasen etwas kaputt, wenn sie platzen? Oder schaden sie? Nein – es passiert gar nichts. Mit der Wut ist es wie mit Seifenblasen. Dass es sie gibt, ist gut und sie hat gute Gründe, aber sie soll nichts kaputt machen.

Wir wollen nun überlegen, was du machen kannst, damit du deine Wut wieder loswirst. Sie soll sich wie eine Seifenblase in Luft auflösen, ohne dass etwas kaputt geht. Also ohne dass etwas zu Schaden kommt – weder du selbst noch jemand anderes oder ein Gegenstand.«

Alternative Ideen / Ergänzungen

- Wenn dem Kind nicht so viel einfällt, können Sie Vorschläge machen:
  - langsam rückwärts von 20 zählen
  - 5-mal langsam tief ausatmen
  - ums Haus laufen
  - in ein Kissen hauen
  - einen Zettel zerreißen

Wut-Blasen

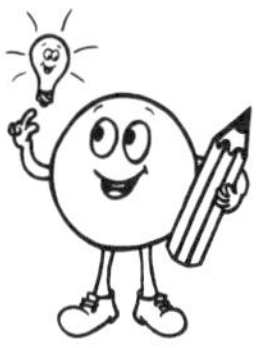

Das merk ich mir

Wut ist gut, aber durch sie soll nichts zu Schaden kommen.

Das sind deine Wut-Blasen. Male oder schreibe auf, was du probieren willst, damit sich deine Wut in Luft auflöst.

Wut-Ball

- **Beschreibung:** Sie basteln mit dem Kind einen »Knautsch-Stressball«, den es nutzen kann, wenn die Wut kommt. Dafür schneiden Sie bei zwei Luftballons die Öffnung zum Aufblasen direkt unten am Ballon ab. Der erste Ballon wird mit Sand aufgefüllt und der zweite Ballon über den Sandballon gezogen, um diesen zu verschließen. Das Kind kann dann noch ein Wut- und ein Gut-Gesicht draufmalen.
- **Ziel:** Die Kinder lernen, ihre Wut selbstbestimmt zu regulieren. Durch das eigene Herstellen des Balles steigt auch das Selbstwirksamkeitsgefühl und die Selbstwirksamkeitserwartung.
- **Dauer**: ca. 30 Minuten
- **Material**: Luftballons, Schere, Sand (gut geeignet auch Modelliersand), Löffel, Permanentmarker

Tipp

Schneiden Sie vorher Müllbeutel auf. Sie und das Kind setzen sich darauf, um zu basteln, dann fliegt der Sand nicht im ganzen Raum herum. Sie können die Säcke auch mehrfach verwenden.

Die Übung erklären

»Nun wollen wir Wut-Bälle basteln. Du darfst dir hier zwei Luftballons aussuchen und da so einen Wut-Ball draus basteln. Hast du Lust?

[*Sie zeigen ein Beispielexemplar.*] Hierfür schneiden wir erst die Ballons ab. Du entscheidest, welche Farbe dein Ball außen haben soll. Den anderen Ballon befüllen wir jetzt mit Sand. Dafür halte ich ihn etwas auf und du kannst einfüllen. Wenn genug Sand drin ist, stülpen wir den anderen Ballon drüber und schon ist der Wut-Ball fertig. Nun kannst du noch ein Wut- und ein Gut-Gesicht draufmalen!«

Alternative Ideen / Ergänzungen

- Wenn Sie die Möglichkeit haben, draußen zu basteln, wäre das aufgrund des Sandes, der sich überall verteilt, von Vorteil.
- Mit einer Gruppe eignet sich die Übung nur, wenn diese recht diszipliniert ist.
- Sie können alternativ auch Wut-Kissen mit »Zauberwolle« füllen und / oder nähen.

Wut-Ball

Das merk ich mir

Wenn ich wütend werde, kann ich schnell meinen Wut-Ball kneten.

In diesen Situationen will ich meinen Wut-Ball nutzen:

....

....

....

Das kann ich mir dabei sagen:

....

....

....

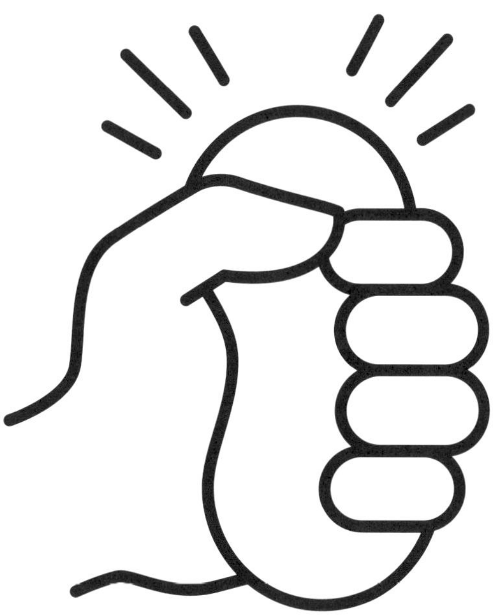

Meine Wut-Gut-Geschichte

- **Beschreibung:** Sie lassen sich von dem Kind eine Wut-Geschichte erzählen. Sie erarbeiten mit dem Kind, was es gebraucht hätte, und lassen es ein »gutes Ende« erfinden. Sie fragen das Kind, ob es das als Theater oder mit Figuren nachspielen möchte. Sie lassen es erst die Wut-Geschichte und dann die Gut-Geschichte nacherleben und eruieren, wie sich das Erleben des Kindes positiv verändert.
- **Ziel:** Kinder verarbeiten die Wut-Geschichte emotional und ganzheitlich neu. Sie machen neue korrigierende Beziehungserfahrungen und merken, dass sie in ihrer Wut nicht gefangen bleiben müssen.
- **Dauer**: ca. 30 Minuten
- **Material**: Spielfiguren / Biegepuppen o. Ä.

Die Übung erklären

»Nun wollen wir deine Wut-Geschichte in eine Gut-Geschichte verwandeln. Erzähl mir mal eine Wut-Geschichte, die wir dann in eine Gut-Geschichte umwandeln.

[*Sie lassen sich die Wut-Geschichte möglichst erlebnisorientiert und emotionsevozierend erzählen oder vorspielen.*]

Was hättest du gebraucht, damit es dir besser gegangen wäre? Wie hätte die Geschichte anders – also besser enden können? Lass uns mal Geschichten ausdenken. Was fällt dir ein?«

Alternative Ideen / Ergänzungen

- Wenn Sie mit Gruppen arbeiten, können die anderen Gruppenmitglieder neue Lösungen ausdenken oder auch stellvertretend die anderen Personen spielen.
- Gruppenkinder können auch Spielfiguren einfügen, um die Situation zu verbessern, und unterschiedliche Vorschläge machen.
- Sie können entweder in der Gruppe mit einer Person stellvertretend eine Wut-Gut-Geschichte erarbeiten oder jede:r baut mit Spielfiguren die eigenen Geschichten auf.
- Wenn die Gruppe stellvertretend mit einer Geschichte arbeitet, könnten die einzelnen Kinder später ihre Geschichte in einem individuellen Comic gestalten.

Meine Wut-Gut-Geschichte

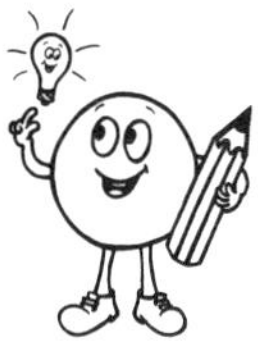

Das merk ich mir

Wut-Geschichten können auch anders ausgehen, wenn ich mir gute Enden ausdenke. So werde ich später weniger wütend, wenn mal wieder etwas Ähnliches passiert.

Mache einen Comic aus deiner Gut-Geschichte. Du kannst auch ein eigenes Blatt nehmen und alles selbst malen.

INFO 8 • E

Wut und Aggression

Kinder, die Wut und Aggression zeigen, sind eigentlich sehr gesunde Kinder, denn sie drücken ihre Gefühle offen und ungehemmt aus. Das ist eine Eigenschaft, die wir von Kindern lernen können. Kinder sind nie von Natur aus böse. Für Wut und Aggression gibt es immer Gründe. Es ist wichtig, dass wir diese Gründe verstehen, damit Wut und Aggression immer weniger werden.

Wichtig

Nicht Wut und Aggression sind die Probleme, sondern die Art, wie die Kinder damit umgehen. Wenn wir die Kinder verstehen, können wir ihnen helfen, ihre Gefühle zu zeigen. Weder andere Menschen noch das Kind selbst noch Gegenstände sollen zu Schaden kommen.

Ein guter Umgang mit Wut und Aggression:

- nicht sofort schimpfen, sondern nach der Geschichte hinter der Wut fragen
- rausfinden, was Ihr Kind gebraucht hätte
- Verständnis für das Gefühl zeigen, aber nicht das schädliche Verhalten gutheißen
- niemals das Kind an sich verurteilen, sondern immer nur das schädliche Verhalten
- Verhalten umleiten, sodass nichts und niemand zu Schaden kommt
- neue Verhaltensweisen einüben
- bemerken, anerkennen und benennen, wenn das Kind sich anders verhält
- Fortschritte »feiern«
- loben für guten Umgang mit Gefühlen

Wichtig • Nicht Ihr Kind ist schlecht, sondern nur sein schädliches Verhalten

Es ist immer wichtig, das »Kind an sich« und sein Verhalten getrennt zu sehen und zu beurteilen. Es ist wichtig, dass Ihr Kind merkt, dass Sie es liebhaben und nicht verurteilen. Es soll sich verstanden und angenommen fühlen. Aber schädliche Verhaltensweisen müssen klar begrenzt und neue Verhaltensweisen erarbeitet und eingeübt werden.

AB 51 • E

Eltern-Wut

Wichtig

Jeder Mensch ist mal wütend und ärgerlich. Das ist sehr normal und gesund, denn es gibt immer Gründe dafür. Diese Gründe herauszufinden ist hilfreich. So hilft uns die Wut, uns und unsere Kinder besser kennenzulernen. Sie können Ihrem Kind helfen, wenn Sie selbst Ihre Wut und die Gründe dafür gut kennen.

Erinnern Sie sich an einen Moment, in dem Sie wütend waren:

Welche Bedürfnisse waren beeinträchtigt?

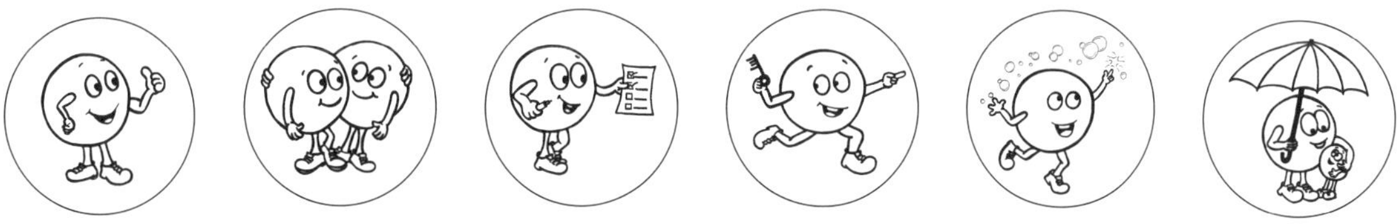

Was hätten Sie in dem Moment gebraucht?

Was ist die Geschichte hinter Ihrer Wut? Wann haben Sie sich früher ähnlich gefühlt?

Welche Bedürfnisse waren beeinträchtigt:

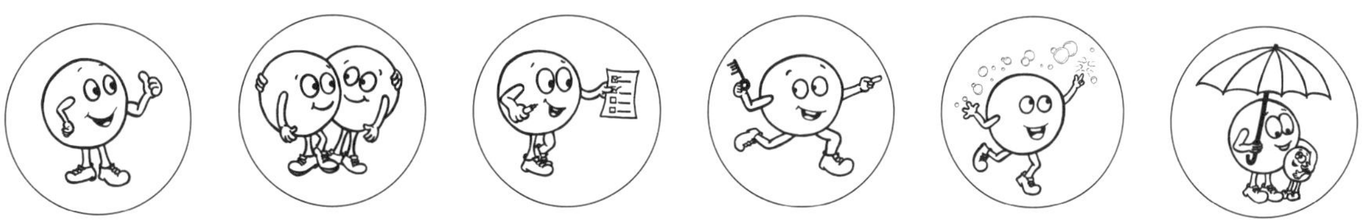

Was hätten Sie in dem Moment gebraucht?

Was hätten Sie damals gebraucht?

Wutforscher-Team: Kinder-Wut verstehen

Wichtig

Auch die Wut von Ihrem Kind hat immer Gründe. Es will Sie oder die anderen dadurch nicht ärgern. In der Regel hat es nichts mit Ihnen zu tun, sondern mit dem, was Ihr Kind gerade erlebt. Werden Sie mit Ihrem Kind zum Wut-Forscherteam und finden Sie heraus, was Ihr Kind wütend macht und was es braucht, wenn es wütend ist.

Dies machen Sie bitte nur in Momenten, in denen weder Sie noch Ihr Kind wütend sind, sondern wenn alle entspannt sind und dazu Lust haben. Erforschen Sie sowohl Ihre eigene Wut (und nehmen Sie ein Beispiel, das nichts mit dem Kind zu tun hat, dass das Kind aber verstehen kann, z. B. Ihnen ist ein Eis runtergefallen) als auch die Wut des Kindes. Fangen Sie mit Ihrer Wut an. Sie können sich Forscherutensilien anziehen oder suchen (z. B. eine Lupe oder ein Forscherhut).

Sie als Angehörige sagen: »Nun sind wir ein Wutforscherteam … lass uns zuerst meine Wut erforschen … Also ich erzähle mal, was mich wütend macht, und du findest die Gründe raus. Folgende Fragen kannst du stellen, notiere dir meine Antworten.«

Was hat dich wütend gemacht?

....

Was hättest du gebraucht?

....

Wie können andere dir bei Wut helfen?

....

Wie kannst du dir selbst helfen?

....

Sie sagen: »Super – und nun erforsche ich deine Wut!«

Was hat dich wütend gemacht?

....

Was hättest du gebraucht?

....

Wie können andere dir bei Wut helfen?

....

Wie kannst du dir selbst helfen?

....

Kinder-Wut in Luft auflösen

Wenn Sie die Gründe der Wut Ihres Kindes erforscht haben, können Sie mit dem Kind ein paar Versuchsballone starten und Verschiedenes ausprobieren, was Ihrem Kind helfen kann, mit der Wut so umzugehen, dass nichts zu Schaden kommt.

Folgende Ideen könnten helfen:

Langsam rückwärts von 20 zählen

…

Einen Zettel zerreißen

Ums Haus laufen

In ein Kissen hauen

5-mal langsam tief ausatmen

Fragen Sie Ihr Kind, ob es noch bessere Ideen hat, und nummerieren Sie, welche es als erstes ausprobieren will.

8 Impulsivität

Impulsivität geht mit Power, hoher Auffassungsgabe, Schnelligkeit und viel Lebendigkeit einher. Impulsive Kinder haben viele Ideen, sind kreativ und folgen ihren Gedanken und Impulsen oft sehr schnell. Das sind viele schöne und kreative Fähigkeiten, die im Alltag aber oft zu Problemen führen. Impulsive Kinder sind in der Schule oft vom Unterricht gelangweilt, abgelenkt, lenken andere Kinder ab, reden dazwischen, machen ihrem Ärger Luft und gehen damit über Grenzen. Sie nehmen die Bedürfnisse von anderen nicht wahr und gelten als »störend«. Zu Hause vergessen sie möglicherweise langweilige Aufgaben, brauchen einen spannenden Alltag, quasseln dazwischen und können es schwer ertragen, wenn sich Angehörige nicht mit ihnen beschäftigen.

Die Hintergründe von Impulsivität sind vielseitig:

- **Neuronale Unteraktivierung** ist bei vielen impulsiven Kindern anzunehmen. Der Zustand von Unteraktivierung ist schwer auszuhalten, sodass die Kinder sich stimulierenden Reizen zuwenden (weswegen Medikation mit Stimulanzien oft gut hilft). Kinder machen sich durch Impulsivität wach.
- **Unlustvermeidung** steht oft hinter impulsivem Verhalten. Das Grundbedürfnis nach Lustgewinn, Freude und Spaß ist an den Stellen wenig erfüllt. Den Kindern gelingt es nur durch impulsives Verhalten, diesen Zustand zu verändern, ihr Bedürfnis zu erfüllen und den Moment freudiger zu gestalten.
- **Mangelnde Struktur und Orientierung** verunsichern Kinder sehr. Sind diese Grundbedürfnisse nicht erfüllt, so suchen sich die Kinder ihre Grenzen selbst und sind mit ihrem Verhalten grenzenlos. Auch hier wird deutlich, dass das impulsive Verhalten ein Hilfeschrei und keine Boshaftigkeit darstellt.
- **Konflikte, Kummer und Sorgen** können dazu führen, dass Kinder schneller gereizt sind. Unangenehme Momente sind dann oft die Momente, die das »Fass zum Überlaufen« bringen und Kinder dann nicht mehr ertragen. Impulsives Verhalten schafft Druckentlastung.
- **Fehlende Beachtung** kann ebenfalls der Grund dafür sein, dass sich ein Kind auffällig verhält. Durch impulsives Verhalten bekommt es in seiner Umwelt Gehör. Menschen reagieren auf sie. Auch wenn es oft keine positiven Reaktionen sind, sind diese besser als gar keine.

Durch Impulsivität erreichen die Kinder beispielsweise:

- Aktivierung
- Ablenkung, Spaß
- Aufmerksamkeitsgewinn
- Bedürfnisbefriedigung
- Kontrolle und Orientierung

Impulsives Verhalten an sich stellt für das Kind eine »sinnvolle« begründete Form von Emotionsregulation dar, führt aber im »Ausleben« und auf der Verhaltensebene zu Problemen und Konflikten. Wenn das Verhalten chronifiziert ist, können Kinder in negative Rollen (z. B. Sündenbock) und soziale Isolation geraten. Das Kind wird für sozial inkompetent gehalten. Ziele von Interventionen können daher Folgendes beinhalten:

- Analyse der Hintergründe (Beachtung von Konflikten und Kummer)
- Abbau von Unteraktivierung
- Aufbau sozial verträglicher »Stimulierung«
- Benennung von Bedürfnissen
- Aufbau von Struktur und Orientierung durch die Umgebung
- Selbststrukturierung
- Beachtung und Verstärkung von sozial kompetentem Verhalten

Wichtig • Feiern Sie die Lebendigkeit

Durch den Kampf gegen Impulsivität wird viel Energie gebunden. Fokussieren Sie mit Eltern und Kind die tollen Seiten der Impulsivität: Wie kann das Kind seine Kreativität leben, wo kann es anderen mit seiner Lebendigkeit anstecken, wo kann seine Spontanität genutzt werden?

Arbeits- und Informationsmaterial

AB 54 Gähn-Momente

Symbolisiert mit einer Decke und einem Besenstil eruieren Sie mit den Kindern im Gruppen- oder Einzelsetting, wie sich Langeweile anfühlt. Sie darf sein und die Kinder erhalten die Erlaubnis, sich so zu fühlen. Somit wird das Gefühl validiert. Auf der Seite für die Kinder werden »Gähn-Momente« aufgeschrieben und Reaktionen ganzheitlich beschrieben (Körper, Gefühle, Verhalten, Gedanken).

AB 55 Gähn-Killer-Kugeln

In dieser Kreativaktion basteln Sie mit den Kindern mit großen Büroklammern und bunten Holzperlen (Gähn-Killer-Kugeln) »Spaßmacher«, also Gegenstände, mit denen die Kinder spielen können, wenn sie unteraktiviert sind. Sie erarbeiten mit den Kindern Hilfen gegen Langeweile. Auf dem Arbeitsblatt schreiben die Kinder zu jeder Kugel eine Strategie. Die Übung ist sowohl für das Einzel- als auch Gruppensetting geeignet.

AB 56 Brems-Lauf

Bei dem Spiel sollen die Kinder im Gruppen- oder Einzelsetting auf Kommando bremsen, bis sie eine Schatzkiste erreicht haben. Am Ende erreichen sie Punkte und lernen, warum das Bremsen schwerfällt und was dabei hilft.

AB 57 Brems-Training

Durch diese Intervention lernen die Kinder im Einzel- oder Gruppensetting mithilfe eines Bremstrainers (Handpuppe oder Figur) Selbstinstruktionen zur Impulskontrolle. Sie erledigen eine Aufgabe mit Hilfsfragen, die ihnen zunächst gestellt werden und die sie sich dann selbst stellen. Die Seite für die Kinder enthält Selbstinstruktionen, die sie gestalten können, um die Brems-Tricks im Alltag zu nutzen.

INFO 9 Impulsivität

Durch das Informationsblatt werden Eltern und Angehörige mit Wissen zu Hintergründen von Impulsivität ausgestattet und erfahren, was impulsive Kinder brauchen.

AB 58 Brems-Tricks

Das Arbeitsblatt beinhaltet eine Vorlage zum Ausschneiden mit Selbstinstruktionen.

AB 59 Eltern-Impulsivität

Eltern und Angehörige eruieren durch dieses Arbeitsblatt ihre eigene Impulsivität und die Bedürfnisse, die dieser zugrunde liegen. Dadurch wird das Verständnis für die Kinder erhöht.

AB 60 Gähn-Killer-Kiste

Die Familien erstellen gemeinsam eine Kiste mit Beschäftigungen (Springseil, Stifte, Buch und Ähnliches), die dabei helfen, langweilige Momente zu überstehen.

AB 61 Trainerschulung: Bremsen lernen

Eltern lernen durch dieses Arbeitsblatt, mit Kindern ein Selbstinstruktionstraining durchzuführen, was diese dann bei Hausaufgaben anwenden können.

AB 62 Hausaufgaben leicht gemacht

Eltern erhalten praktische Tipps, die die Hausaufgabensituationen erleichtern können. Was ist der richtige Ort und was können sie tun, um gelassen zu bleiben?

Gähn-Momente

- **Beschreibung:** Sie eruieren mit dem Kind, welche Gähn-Momente es kennt. Welche Momente sind »stinklangweilig« und was passiert in solchen Momenten? Sie können zur Veranschaulichung eine Decke zur Hilfe nehmen, die Sie zunächst über einen stehenden Besenstil hängen. Den Besenstil können Sie mit jedem genannten Gähn-Moment etwas kippen, bis die Decke ganz am Boden liegt. Sie eruieren dann, wie es sich anfühlt, wenn etwas ganz langweilig ist.
- **Ziel:** Kinder dürfen sich gelangweilt fühlen (Steigerung der Selbstakzeptanz) und werden durch die Übung in ihren Gefühlen validiert. Die Selbstwahrnehmung wird gefördert und das Kind lernt, das Gefühl von Unterstimulierung schneller zu identifizieren.
- **Dauer**: ca. 15 Minuten
- **Material**: Decke, Besen, ggf. Zettel

Die Übung erklären

»Wir alle kennen das Gefühl von Langeweile. Das ist ganz schön blöd und öde. Das sind sogenannte Gähn-Momente, weil man am liebsten die ganze Zeit gähnen will. Das kennst du bestimmt auch, oder?

Ich habe hier so eine Decke und einen Besenstiel. Wenn was spannend ist, dann stehen wir ganz gerade, wie dieser Besenstiel. Aber wenn's langweilig wird, kippt er.

Nenne mir mal ein paar ganz langweilige Momente. [*Sie kippen den Stil bei jeder Nennung.*] Super, dir fallen ja viele Momente ein, ich kenne auch ein paar. Irgendwann fühle ich mich wie die Decke am Boden.

Wie fühlt es sich an, wenn es ganz langweilig ist? Was passiert mit deinem Körper? Was passiert in deinen Gedanken? Was passiert mit deinen Gefühlen? Was würdest du am liebsten tun?«

Alternative Ideen / Ergänzungen

- Erlauben Sie das Gefühl von Langeweile, ohne es zu bewerten oder zu korrigieren. Validеren Sie die Schwierigkeit, das Gefühl auszuhalten.
- Wenn dem Kind nicht so viel einfällt, nennen Sie eigene Beispiele:
  - Hausaufgaben
  - Mathe-Unterricht
  - wenn Eltern telefonieren oder am Handy sind
  - wenn Erwachsene sich unterhalten

Gähn-Momente

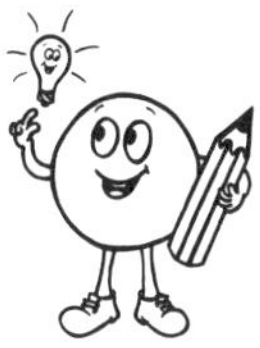

Das merk ich mir

Es ist völlig normal, dass dir manchmal so richtig langweilig ist. Wir nennen solche langweiligen Momente »Gähn-Momente«! Keiner mag das. Wir müssen das Gefühl gut kennen, um uns gute Tricks gegen Langweile zu überlegen.

Schreibe oder male in die Wolken die Momente, die stinklangweilig sind.

Was passiert, wenn dir langweilig ist:

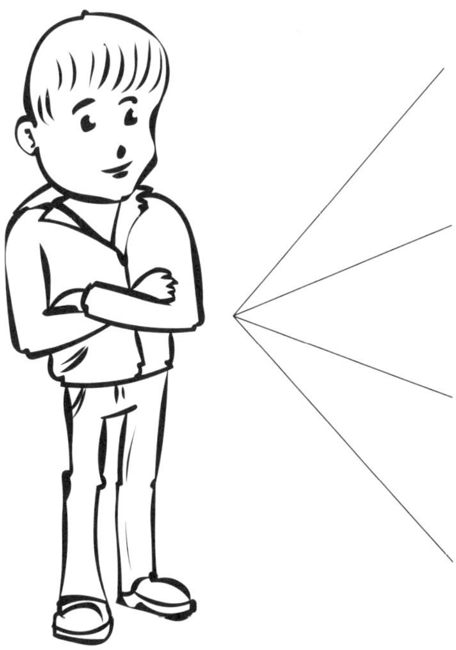

Meine Gedanken

Mein Körper

Meine Gefühle

Am liebsten würde ich …

Gähn-Killer-Kugeln

- **Beschreibung:** Sie zeigen Verständnis, dass langweilige Momente schwer auszuhalten sind. Sie basteln mit dem Kind »Gähn Killer«! Das sind Dinge für die Hände, die sie stimulieren und die Unteraktivität dadurch abgebaut wird. Die Kinder können bunte Holzperlen auf große Büroklammern »fädeln« (dafür etwas aufbiegen) und diese anschließen so verbiegen, dass die Perlen nicht runterfallen. Die Kugeln können die Kinder auch an andere Aktivierungen erinnern, z. B. mit beiden Armen auf dem Stuhl hochrücken, auf Toilette gehen und zehn Kniebeugen, einmal um das Schulgelände laufen …
- **Ziel:** Kinder lernen, dass es Maßnahmen gegen die Langeweile gibt.
- **Dauer**: ca. 15 Minuten
- **Material**: Holzperlen, große bunte Büroklammern (oder Blumendraht)

Die Übung erklären

»Heute wollen wir etwas basteln, was dir gegen Langeweile, z. B. in der Schule, helfen kann. Vielen Kindern hilft es, wenn sie etwas in der Hand haben, was sie bewegen können. Ich habe hier bunte Perlen und Büroklammern, die kannst du aufbiegen und dann die Perlen auffädeln. Du kannst sie dann weiter verbiegen und am Ende so zurechtbiegen, dass die Perlen nicht mehr runterfallen können. Du kann die Perlen dann in der Schule hin und her schieben. Und die Perlen sollen dich auch erinnern, dass es andere Dinge gegen Langeweile in der Schule gibt, die die anderen nicht stören [*Beispiele nennen*].«

Alternative Ideen / Ergänzungen

- Fester Blumendraht kann für größere Kinder sinnvoll sein, diese können die Kinder mehrfach verbiegen und somit spannendere Wege für die Kugeln entstehen lassen.
- Wenn Sie auch das Bremstraining (Selbstinstruktion, s. AB 57) mit dem Kind machen, kann es sich fünf Kugeln aussuchen. Jede Kugel erinnert das Kind dann jeweils an einen Bremstipp!

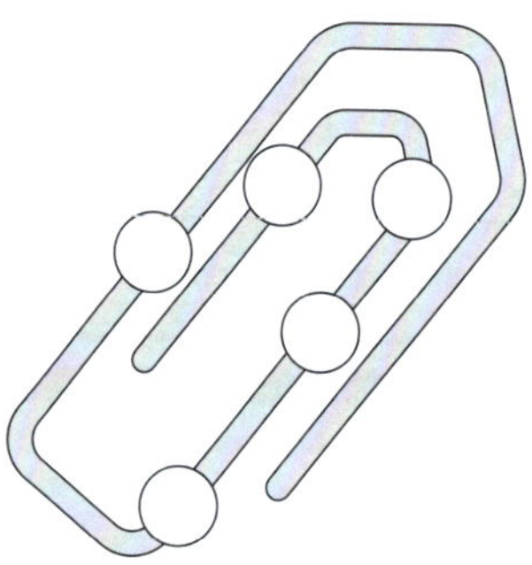

Gähn-Killer-Kugeln

Das merk ich mir

Man kann gegen Langeweile immer etwas machen. Die Gähn-Killer-Kugeln können mir helfen. Ich kann in der Hand damit spielen und sie können mich erinnern.

Schreib oder male, woran dich die Kugeln erinnern sollen:

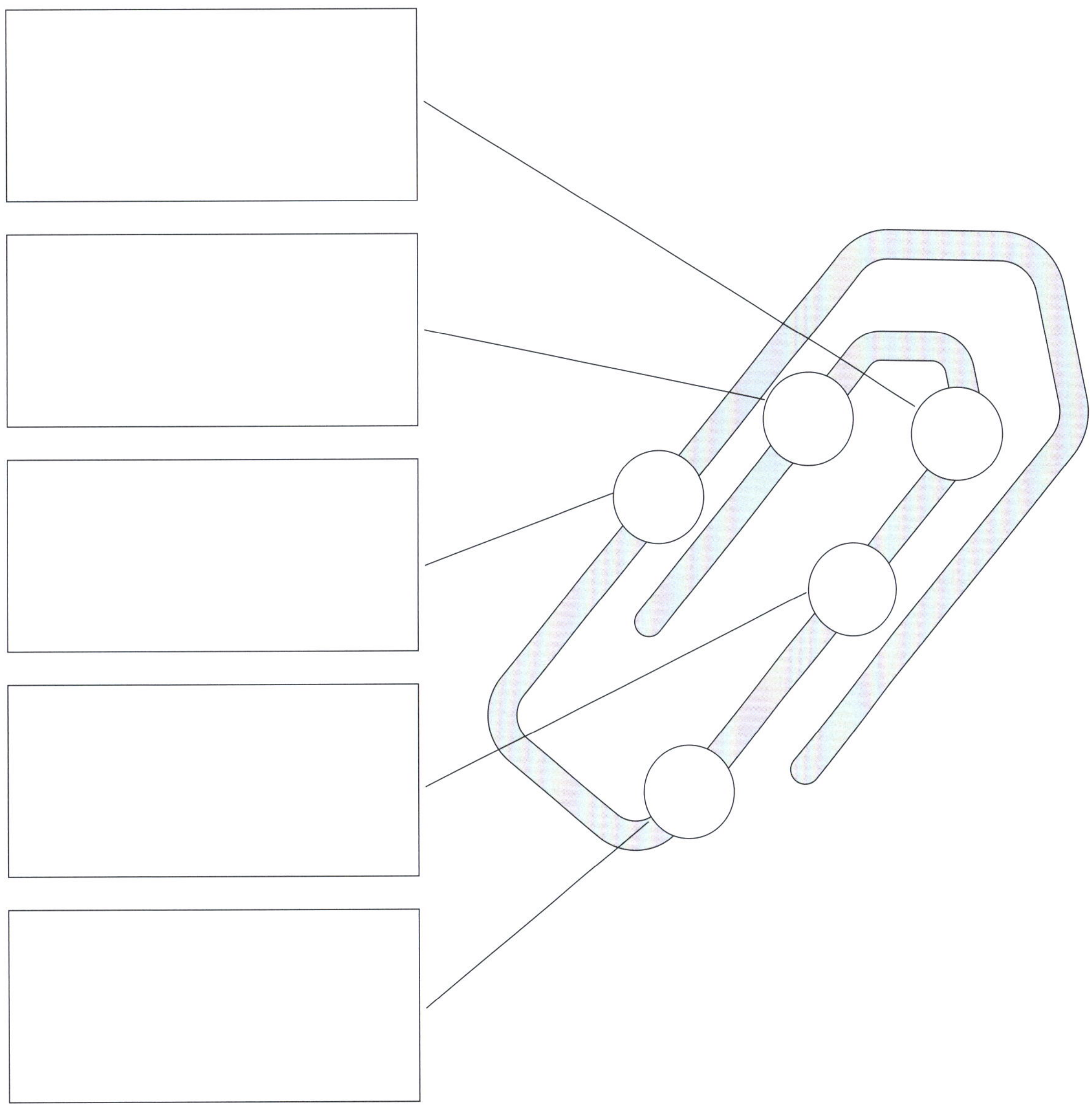

AB 56 • T

Brems-Lauf

- **Beschreibung:** Sie spielen mit der Gruppe draußen ein Spiel, wo in ca. 25 Meter Entfernung eine Schatzkiste zu erreichen ist. Sie selbst stehen bei der Schatzkiste und halten ein Schild hoch. Auf einer Seite steht »laufen«, auf der anderen Seite steht »bremsen«. Die Kinder laufen, wenn Sie die entsprechende Seite hochhalten, oder sollen sofort bremsen, wenn Sie die Bremsseite zeigen. Das Spiel läuft folgendermaßen ab:
  (1) 1. Runde: Kinder laufen und bremsen, bis ein Kind die Schatzkiste erreicht hat.
  (2) Reflexion: Warum ist Bremsen schwer? Was passiert dabei?
  (3) Öffnen der Kiste (diese ist leer).
  (4) Belohnung für jeden Bremsvorgang
  (5) 2. Runde: Noch einmal der gleiche Ablauf.
  (6) Reflexion: War Bremsen jetzt leichter? Warum? Wie geschafft?
  (7) Belohnung für jeden Bremsvorgang
- **Ziel:** Kinder sollen sich verstanden fühlen, dass es schwer sein kann, sich zu bremsen – gerade, wenn man ein Ziel vor Augen hat, das reizvoll erscheint. Sie eruieren die Empfindungen beim Bremsen und erfahren, wie sie es schaffen, ihre Impulse zu regulieren.
- **Dauer**: ca. 20 Minuten
- **Material**: Schild, Schere, Kleber, Schatzkiste, kleine interessante Belohnungen, z. B. kleine Bonbons, Rosinen, Glasplättchen …

Wichtig

Es geht eigentlich nicht um den Schatz, sondern um das Bremsen. Sie sagen zu Beginn kein Ziel des Spiels.

Die Übung erklären

»Heute spielen wir draußen ein Spiel. Es heißt Brems-Lauf. Ihr stellt euch da hinten an die Linie und ich stehe hier. Hier bei mir seht ihr eine Schatzkiste. Ihr müsst immer auf mein Schild schauen. Wenn da ›Laufen‹ steht, dürft ihr schnell zur Kiste laufen, wenn da ›Bremsen‹ steht, müsst ihr schnell bremsen. Okay? Los geht's …

[*Sie drehen das Schild recht schnell um, sodass die Kinder 3–4-mal bremsen müssen, bevor das erste Kind die Schatzkiste erreicht hat.*]

Super, [*Name des Kindes*] hat den Schatz erreicht. Die erste Runde ist beendet. Ihr habt schon super gebremst! Das war gar nicht einfach, oder? Warum war das schwer? Was hättet ihr am liebsten gemacht? Nun schauen wir in die Kiste. Hm, da ist ja gar nichts drin! Aber ihr habt 4-mal gebremst, dafür bekommt jeder von euch vier kleine Belohnungen.

Nun spielen wir das Spiel nochmal. Wieder bekommt ihr am Ende für jedes geschaffte Bremsen eine Belohnung.

War das Bremsen diesmal leichter? Wodurch? Wie habt ihr es geschafft?«

Alternative Ideen / Ergänzungen

- Es geht nicht um das Bewerten, wie gut die Kinder gebremst haben, daher »fliegt auch kein Kind raus«, wenn es nicht sofort bremst.
- Sie können das Spiel auch mit einem Kind spielen, dann fällt nur der Wettkampf-Charakter weg.
- Sie können anstelle des Schildes auch Geräusche oder Musik an- und ausmachen oder einfach nur den Arm heben, wenn die Kinder laufen sollen.

Brems-Training

- **Beschreibung**: Sie führen Bremstricks (Selbstinstruktionen) ein und üben diese mit dem Kind. Dafür soll das Kind Aufgabenblätter bearbeiten. Das Aufgabenblatt soll leicht sein, aber Konzentration erfordern. Dafür nehmen Sie eine Spielfigur oder Handpuppe als Bremstrainer, der / die Fragen stellt. (Fragen sind auf kleinen Kärtchen vorformuliert).
  (1) Runde 1: Bremstrainer gibt Bremstipps und sagt, was zu tun ist.
    - Der Bremstrainer stellt die Fragen und Kind wiederholt diese (ggf. mit eigenen Worten).
    - Kind führt die Aufgabe durch.
    - Kind lobt sich und Sie loben das Kind auch.

  (2) Die Fragen werden unsortiert dem Kind gegeben und das Kind soll die Fragen sortieren.
  (3) Runde 2: Bremstrainer legt Tipps nur noch hin.
    - Bremstrainer legt die Fragen hin und das Kind liest diese vor.
    - Kind führt die Aufgabe durch.
    - Kind lobt sich und Sie loben das Kind auch.

  (4) Runde 3: Das Kind gibt sich Bremstipps selbst.
    - Bremstrainer fragt das Kind: »Welche Frage stellst du als erstes …?«
    - Kind führt die Aufgabe durch.
    - Kind lobt sich und Sie loben das Kind auch.
- **Ziel:** Kinder lernen, sich selbst zu bremsen (Selbstregulation) und sich dafür zu loben.
- **Dauer**: ca. 30 bis 45 Minuten
- **Material**: Spielfigur oder Handpuppe als Bremstrainer

Die Übung erklären

»Heute machen wir ein Bremstraining. Denn wenn wir ablenkt sind, müssen wir uns ja manchmal bremsen und das ist gar nicht so leicht. Daher habe ich hier einen Bremstrainer engagiert, der hilft, Aufgaben zu lösen, die ich dir gebe. Hier habe ich einen Zettel mit einer Aufgabe.

[*Der Bremstrainer taucht auf und fragt:* ›*Was ist deine Aufgabe?*‹ (Kind antwortet) ›*Was ist der erste Schritt?*‹ (Kind antwortet und bearbeitet) ›*Habe ich alles richtig gemacht?*‹ (Kind kontrolliert). ›*Habe ich alles gemacht?*‹ (Kind kontrolliert)]

Super, nun kannst du dich loben! Nun habe ich hier nur die Bremstipps, sortiere die mal. Nun machen wir die 2. Runde. Da hilft der Bremstrainer etwas weniger und legt die Zettel nur noch hin. In der dritten Runde sagst du dir die Bremstipps selbst.« [*Und der Trainer lobt nur noch.*]

Alternative Ideen / Ergänzungen

- Sie können in einer 4. Runde die Schwierigkeit noch erhöhen, in dem Sie die Aufgabe noch schwerer machen.
- Selbstinstruktionskarten können auf bunter Pappe ausgeschnitten und laminiert werden.

Brems-Training

Wichtig

Aufgaben: Denken Sie sich je nach Alter / Fähigkeiten des Kindes eine Aufgabe aus, die das Kind mithilfe des folgenden Bogens erledigen soll. Die Aufgabe soll bewusst nicht schwer sein, aber eben Konzentration erfordern. Idee ist (analog zu Konzentrationstests), dass jedes Zeichen »beachtet / bearbeitet« wird. Die Aufgabe wird nicht ausgewertet, da es ja um die Einübung der Selbstverbalisation geht.

Nicht lesende Kinder bekommen den Bogen (4 / 5) und Sie stellen die Aufgabe.

Lesende Kinder bekommen den Bogen 5 / 5 sollen die Aufgabe lesen – und darin sehen, dass Sie sie nach der Aufgabe fragen sollen. Sie geben erst den Bogen und auf Aufforderung die Aufgabe.

Danach folgenden die Selbstinstruktionsschritte:

- »Und jetzt fragt dich der Bremstrainer: Was ist meine Aufgabe?«
- Kind wiederholt die Aufgabe
- »Und jetzt fragt dich der Bremstrainer: Was ist der erste Schritt?«
- Kind sagt, dass es z. B. den Stift in die Hand nimmt und anfängt.
- Sie erklären, dass das Kind nun anfangen kann. Das Kind bearbeitet den Bogen.
- »Und jetzt fragt dich der Bremstrainer: Habe ich alles richtig gemacht?«
- Sie erklären, dass das Kind sich kontrollieren soll – Kind kontrolliert noch mal.
- »Und jetzt fragt dich der Bremstrainer: Habe ich noch was vergessen?«
- Sie erklären, dass das Kind überlegen soll, ob es noch was vergessen hat – Kind überlegt nochmal.
- »Super, jetzt bist du fertig und der Bremstrainer erinnert dich, dass du dich selbst lobst.«
- Kind lobt sich (und Sie das Kind auch – dafür, dass es die Schritte von Bremstrainer richtig gemacht hat).

Die Kinder sollen immer eine Seite bearbeiten.

Aufgabenbeispiele / Gedankenanregungen

Kita und Klasse 1

- Ein bestimmtes Icon suchen und umkreisen. Alle anderen Icons durchstreichen.
  - »Du suchst alle, die glücklich aussehen, z. B. dieses hier, und machst einen Kreis drum. Alle anderen streichst du durch, okay? Wenn du noch Fragen hast, darfst du gerne fragen.«

Klasse 2–4

- Ein bestimmtes Icon mit einer mit einer Farbe umkringeln, alle anderen mit einer anderen Farbe.
  - »Du suchst alle, die glücklich aussehen, z. B. dieses hier, und machst mit Blau einen Kreis drum. Bei allen anderen machst du einen grünen Kreis, okay? Wenn du noch Fragen hast, darfst du gerne fragen.«

Klasse 5–6

- Zwei bestimmte Icons mit einer Farbe umkringeln, alle anderen mit einer anderen durchstreichen.
  - »Du suchst alle, die glücklich und wütend aussehen, z. B. dieses hier, und das machst mit Blau einen Kreis drum. Alle anderen streichst du mit grün durch, okay? Wenn du noch Fragen hast, darfst du gerne fragen.«

Brems-Training

Zum Ausschneiden (und ggf. Laminieren):

Was ist meine Aufgabe?
Was ist der erste Schritt?
Habe ich alles richtig gemacht?
Habe ich noch etwas vergessen?
SUPER – richtig toll!

Brems-Training

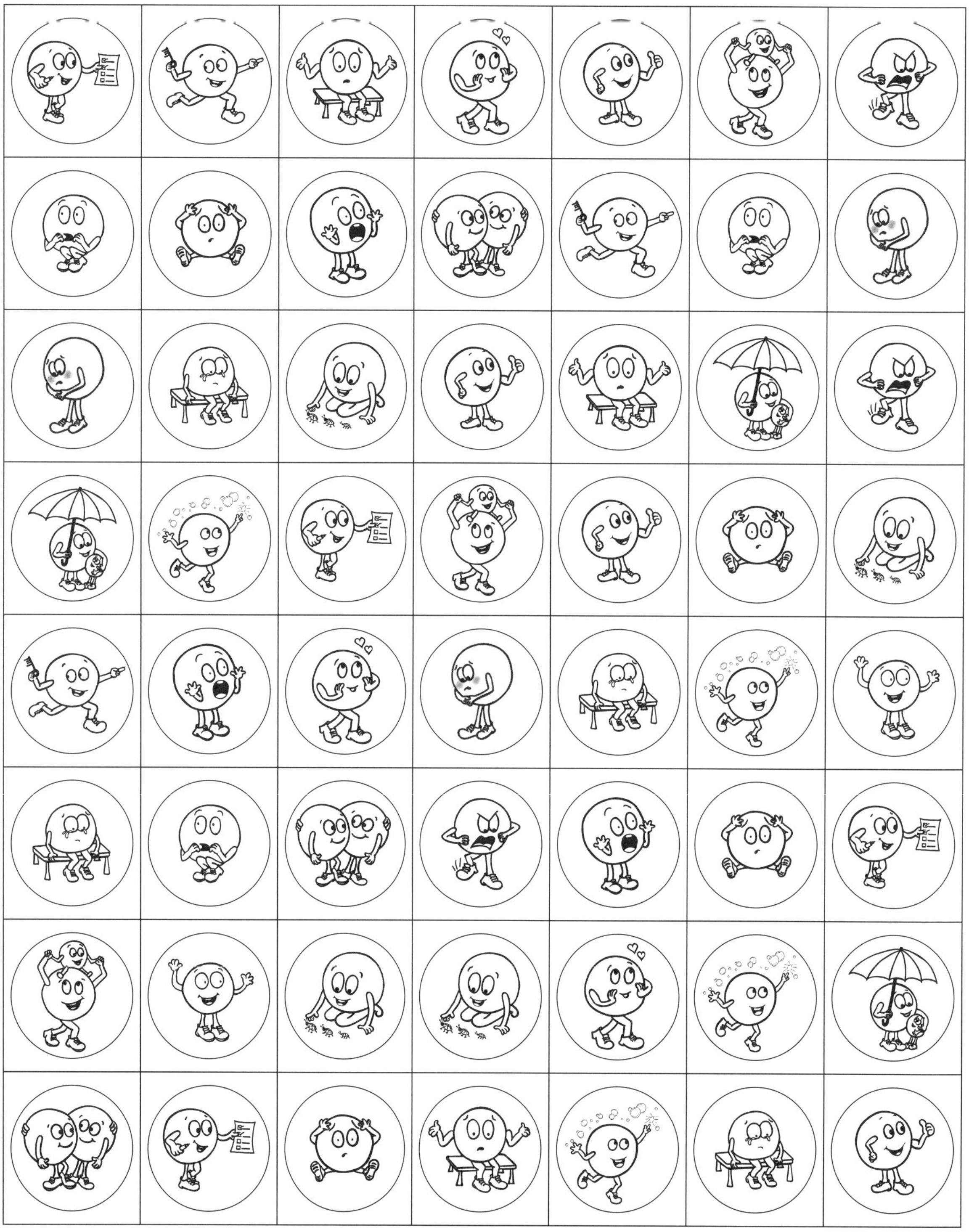

Brems-Training

Nun bist du dran!

Deine Aufgaben:

(1) Fragen, was du mit den Zeichen machen sollst.

(2) Alle Zeichen nacheinander bearbeiten.

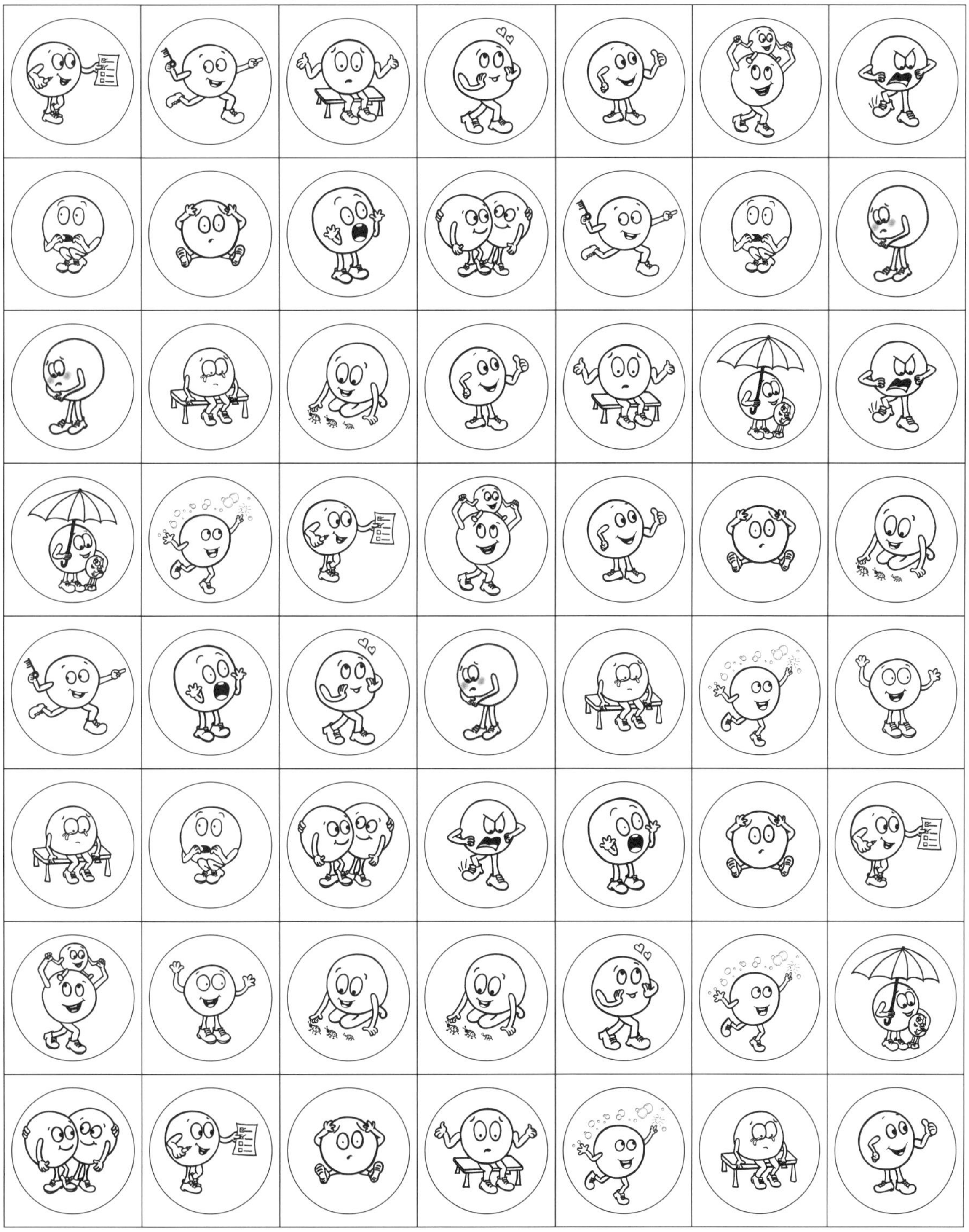

Brems-Tricks

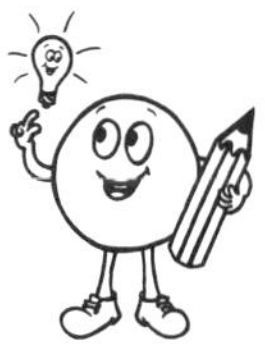

Das merk ich mir

Bremsen rettet Leben. Aber bremsen muss man nicht nur auf der Straße können, sondern auch für das Verhalten ist das ganz wichtig, z. B. in der Schule, wenn man abgelenkt ist, oder in anderen langweiligen Situationen. Dadurch wird man mit seiner Aufgabe schneller fertig und alle freuen sich.

Hier einige Brems-Tricks: Du kannst das Brems-Schild ausschneiden und nach Hause mitnehmen.

(1) Was ist meine Aufgabe?

(2) Was ist der erste Schritt?

(3) Alles richtig gemacht?

(4) Habe ich alles fertig?

(5) Super: Ich habe das toll gemacht!

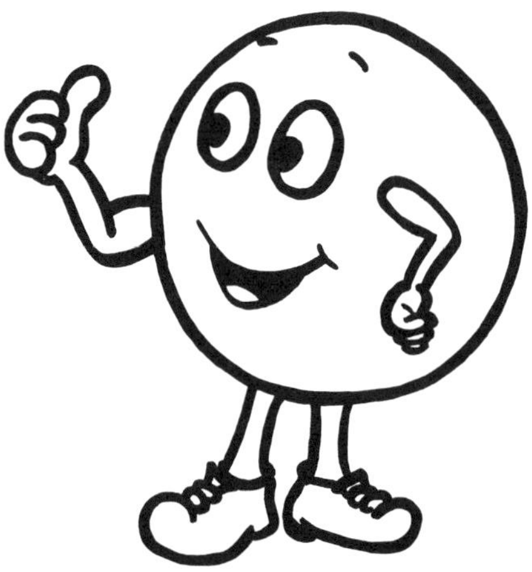

Impulsivität

Kinder, die lebhaft und ungebremst tun und sagen, was ihnen gerade in den Sinn kommt, sind oft besonders fantasievolle, kreative Kinder, mit vielen großartigen lustigen Ideen im Kopf. Man nennt sie »impulsiv«, weil sie ihren ersten Impulsen folgen. Diese Fähigkeiten sollten unbedingt gefeiert und genutzt werden. Oft leben die Kinder diese Fähigkeiten aber so aus, dass es für andere störend, nervig oder anstrengend ist. Ihr Kind hat gute Gründe, warum es so ist. Die Gründe für Impulsivität können sehr unterschiedlich sein:

- **Müder Nebel-Kopf** (Unteraktivierung)**:** Viele impulsive Kinder fühlen sich so, wie man sich fühlt, wenn man am Morgen noch gar nicht ausgeschlafen ist. Man kann noch nicht gut denken, das Gehirn ist noch nicht wach und aktiv – als hätte man Nebel im Kopf. Man sagt, das Gehirn des Kindes ist »unteraktiviert«. Dieser Zustand fühlt sich nicht schön an. Deswegen sucht sich das Kind alles, was interessanter ist und »wach macht«!
- **Langeweile** ist ein Gefühl, das »nicht lustig« ist. Impulsive Kinder sind schnell gelangweilt! Bei ihnen ist das wichtige Bedürfnis nach Freude oder Spaß in dem Moment nicht genug erfüllt. Fachleute sprechen davon, dass Kinder ihre »Unlust« vermeiden wollen.
- **Kein Plan.** Oft fehlt impulsiven Kinder der Plan im Kopf. Ihnen ist nicht bewusst, was sie eigentlich gerade machen sollen. Selbst dann, wenn sie es eigentlich wissen könnten oder sollten. Sie haben es nicht mitbekommen oder vergessen es, so bald etwas »Interessanteres« kommt.
- **Konflikte, Kummer und Sorgen.** Wenn es dem Kind eh schon nicht so gut geht und dann kommt eine »Kleinigkeit« dazu, ist es für das Kind so, als ob es der letzte Tropfen ist, der das Fass zum Überlaufen bringt. Das Kind macht dann nicht mehr das, was es soll, sondern das, was interessanter erscheint.
- **Zu wenig Beachtung** durch Sie als Eltern oder andere Menschen gibt dem Kind das Gefühl, dass es nicht wichtig ist. Es wird traurig. Wenn es sich dann impulsiv verhält, wird es mehr bemerkt und bekommt Aufmerksamkeit, selbst wenn es das »Meckern« ist. Jede Reaktion tut dem Kind gut, sodass es sich häufiger so verhält.

Wichtig • Was impulsive Kinder brauchen

- Liebe und Aufmerksamkeit
- Spaß und Wachmacher
- Plan und Struktur

AB 59 • E

Eltern-Impulsivität

> **Wichtig**
>
> Kein Mensch mag das Gefühl von Langeweile und »müden Nebel im Kopf«! Mit den Kindern sprechen wir auch gerne von »Gähn-Momenten«. Zeigen Sie Ihrem Kind, dass Sie dieses Gefühl auch mal haben, was Sie dann am liebsten machen würden und was Sie stattdessen tun. Überlegen Sie, welche Bedürfnisse jeweils beeinträchtigt sind.

Bei sich:

Wann haben Sie einen »müden Nebel im Kopf«?

Was würden Sie in dem Moment am liebsten machen?

Was hilft Ihnen, was machen Sie in solchen Momenten?

Welche Bedürfnisse waren beeinträchtigt?

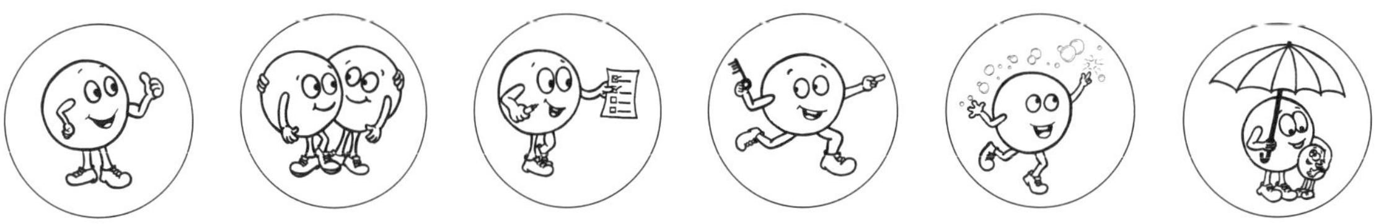

Bei Ihrem Kind:

Wann erleben Sie Ihr Kind besonders impulsiv?

Welche Bedürfnisse sind wohl beeinträchtigt?

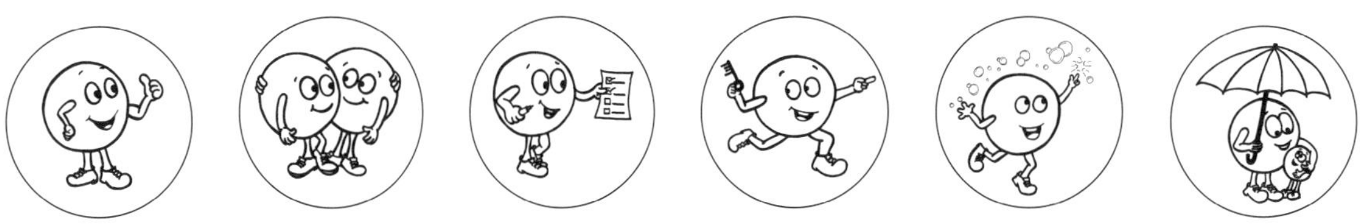

AB 60 • E

Gähn-Killer-Kiste

Langeweile taucht nicht nur bei Hausaufgaben, sondern an vielen Stellen im Familienalltag auf, wenn Eltern beispielsweise telefonieren oder gerade einfach nichts zu tun ist. Es lohnt sich, eine Gähn-Killer-Kiste zusammenzustellen, die verschiedene »Wachmacher« oder »Ablenker« enthält.

Am besten legt jede Person in der Familie dort drei bis vier Dinge hinein. Sie können die Kiste gemeinsam schön gestalten. Jede Person entscheidet selbst, was drin ist.

Hier ein paar Ideen, die Sie in die Kiste tun können:

☐ Springseil	☐ Knete	☐ Fidget toys	☐ Stifte / Papier
☐ Rätsel	☐ Knobelspiele	☐ Luftballons	☐ Knautschball
☐ Lego	☐ Buch	☐ Kuscheltier	☐ …

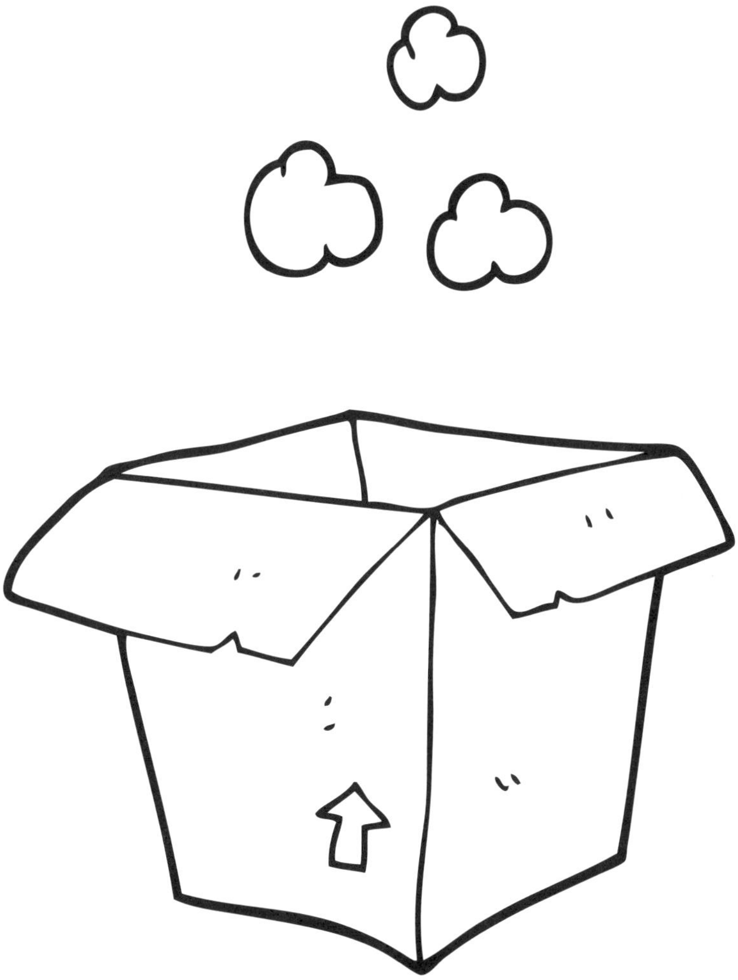

Trainerschulung: Bremsen lernen

Wichtig

Jeder Mensch muss »bremsen« lernen. Wenn Ihr Kind die Impulse besser im Griff haben soll, braucht es einen Plan, was es machen soll. Dieses können Sie bei den Hausaufgaben gut üben. Der Plan kann erst durch andere (Sie, die Lehrer:innen …) gegeben werden, aber mit der Zeit soll das Kind selbst einen Plan im Kopf haben und danach handeln. Der Plan besteht aus fünf Fragen, die sich das Kind stellen und beantworten soll.

Stufe 1: Sie geben Ihrem Kind einen Plan und stellen fünf Fragen. Das Kind soll die Fragen mit seinen Worten wiederholen und beantworten.
(1) Was ist deine Aufgabe?
(2) Was ist der erste Schritt? Los geht's …
(3) Hast du alles richtig gemacht?
(4) Hast du noch was vergessen?
(5) Lobe dich selbst! Gut gemacht.

Tip

Zusätzliche Ideen: Sie können die Fragen auch auf kleine Zettel schreiben / schön gestalten / Plakat aufhängen Sie können eine kleine Figur oder ein Kuscheltier zum Bremstrainer ernennen, das dann die Fragen stellt.

Stufe 2: Das Kind benennt selbst den Plan und stellt sich laut die fünf Fragen: Sie loben bei jeder der Fragen!
(1) Was ist meine Aufgabe?
(2) Was ist der erste Schritt? Los geht' s …
(3) Habe ich alles richtig gemacht?
(4) Habe ich noch was vergessen?
(5) Gut gemacht.

Wenn das Kind die Fragen oft laut wiederholt hat, sollte es so weit sein, dass es reicht, dass es sich die Fragen im Kopf sagt, und Sie irgendwann nicht mehr dabei sein müssen.

AB 62 • E

Hausaufgaben leicht gemacht

Wichtig

Oft kosten Hausaufgaben die letzten Nerven, denn keiner mag sie – weder Kinder noch Eltern. Trotzdem sind sie wichtig, denn die Kinder lernen dadurch, auch unschöne Dinge zu erledigen. Machen Sie es sich und Ihrem Kind möglichst leicht.

Ein paar erleichternde Hausaufgaben Tipps:

- ☐ Verständnis zeigen: »Hausaufgaben nerven, das verstehe ich gut!«
- ☐ Team bilden: »Wir schaffen es zusammen!«
- ☐ Fehler erlauben: »Jeder macht Fehler … ich auch! Die helfen uns, noch mehr zu lernen!«
- ☐ Pausen machen: »Super, du hast (10 / 15 min) gearbeitet und eine Pause (ca. 5 min) verdient!«
- ☐ Anstrengung loben: »Toll, dass du dich anstrengst, auch wenn du keine Lust hattest!«
- ☐ Bewegen lassen: »Komm, wir bewegen uns zusammen!« (Hampelmänner, Fangen spielen)
- ☐ Energiequellen: »Hier ein bisschen Energie für uns beide« (Obstteller, Nüsse)
- ☐ Ende feiern: »Wir sind super! Nun tun wir uns beiden was Gutes!«

Und:

- ☐ Gelassen bleiben: Auch wenn nicht alles klappt … Ihr Kind kommt durch die Schule!
- ☐ Ruhig reden: Sprechen Sie ruhig, langsam und freundlich.
- ☐ Mut zur Lücke: Lieber weniger »perfekt« als zu gestresst!
- ☐ Stolz sein: Seien Sie auf sich selbst stolz – ja, richtig gelesen, auf SICH! Kinder durch die Schule zu bringen, ist nicht leicht.

Wichtig • Der richtige Ort für Hausaufgaben

Der Ort soll nett sein und wenig Ablenkung haben. Räumen Sie den Schreib- oder Esstisch leer!

Versuchen Sie es mal anders …

Jedes Kind ist unterschiedlich: Wegen der Unteraktivierung kann es sein, dass interessante Varianten helfen, denn diese Dinge können den müden Nebelkopf wach machen:

- ▶ Einige Kinder können sich am **Boden** tatsächlich besser konzentrieren.
- ▶ Manchen Kindern hilft **Musik** oder sogar ein Hörspiel während der Hausaufgaben.
- ▶ Vielleicht kann sich Ihr Kind auf einem **Sitzball** besser konzentrieren.
- ▶ Geben Sie Ihrem Kind (z. B. beim Vokabellernen) etwas in die **Hand** (Ball, Fidget Toys …)

9 Soziale Angst

Es gibt verschiedene Gründe, warum Kinder ihrem natürlichen Impuls, neugierig in die Welt zu gehen und sich gut in Gemeinschaft mit anderen Kindern zu entwickeln, nicht (mehr) nachgehen. Wenn Kinder in Kontakt mit anderen Menschen eher schlechte Erfahrungen gemacht haben, ist es ein natürlicher Schutzreflex, sich zurückzuziehen und sich potenziellen Gefahren nicht mehr auszusetzen als unbedingt notwendig. In der Folge fehlt es nicht nur an korrigierenden positiven Beziehungserfahrungen, sondern auch an Erfahrung mit sozialen Situationen. Kinder fühlen sich dadurch schneller verunsichert und überfordert.

Die Hintergründe von sozialer Angst können außerdem sein:

- **Angst vor Misserfolg** ist in unserer Leistungsgesellschaft sehr verbreitet. Kinder haben Angst davor, Anforderungen der Schule nicht genügend standhalten zu können und (scheinbar) erwartete Erfolge nicht zeigen zu können.
- **Angst vor Abwertung** kommt durch soziale Vergleichsprozesse zustande. Allein die Vorstellung, dass das Umfeld abwertend sein könnte, stellt den Selbstwert infrage.
- **Angst vor Blamage** kommt zustande, wenn sich ein Kind in seiner Schwäche anderen schutzlos ausgeliefert fühlt. Das Grundgefühl ist dann die Scham für sich selbst oder eigenes Verhalten.
- **Angst vor Verurteilung** entsteht in besonders wertenden Umgebungen. Kinder erleben sich ausgeliefert, ungeschützt und wenig selbstwirksam.
- **Angst vor Überforderung** hat viele Facetten. Überforderung durch Reize, hohe Leistungsanforderungen, undurchschaubare Anforderungen, Unausgesprochenes oder Veränderungen macht Angst.
- **Angst vor Ausgrenzung** kann Folge von Mobbing sein oder entsteht, wenn exklusive Subsysteme entstehen, die sich nicht öffnen.
- **Angst vor Unsicherheit** besteht, wenn ein Kind eher introvertiert oder unsicher ist und nicht weiß, wie es mit anderen in Kontakt kommen soll.

Ziele in der Behandlung von sozialer Angst sind das Verstehen und Annehmen der Angst, das Schaffen von Sicherheitserleben, das Abbauen von Vermeidung sowie das Aufbauen korrigierender Beziehungserfahrungen.

Exkurs • Spezifische Ängste – spezifisches Vorgehen

Trennungsangst ist eine Angst, die oft mit den Beziehungen oder Gegebenheiten zu tun hat, die zurückgelassen werden. Die Befürchtung, ohne Eltern nicht klarzukommen, Eltern zu verlieren, Eltern nicht schützen zu können, sind nur einige der Facetten, die hierbei eine Rolle spielen können.

Bei der Trennungsangst sollte eine gute Analyse des familiären Umfeldes geschehen. Oft liegt die Hauptursache in Bindungserfahrungen, die teilweise unsicher oder ambivalent sind, oder in den Belastungen, die einzelne Familienmitglieder durchleben. Oft kommt es zu einer Verantwortungsübernahme der Kinder für einzelne Familienmitglieder, die erst wieder aufgegeben werden kann, wenn die Menschen wieder selbst Verantwortung übernehmen. Die Gründe liegen also oft nicht in mangelnden sozialen Kompetenzen.

Indiziert bei Trennungsangst:

- Familientherapie
- Psychotherapie der Eltern
- Familienhilfe
- Erziehungsberatung

Autistische Angst bzw. autistischer Rückzug kann mit abweichender Reizverarbeitung, Überreizung und abweichender Interpretation der Situationen zusammenhängen, die zu Missverständnissen führen können.

Autistische Angst bzw. autistischer Rückzug erfordert eine gute Psychoedukation und Analyse der Reizverarbeitung. Vorhandene Hypo- oder Hypersensitivität kann sich auf unterschiedlichste Sinneskanäle beziehen, sodass es diverse Reize sein können, die zu »autistischer« Überreizung oder Unterstimulation führen können. Sozialer Rückzug bei Autismus kann daher sowohl Folge von mangelndem Verständnis und Interesse am sozialen Miteinander sein als auch von Überreizung, Überforderung, schlechten Erfahrungen oder Defiziten in der Kommunikation.

Indiziert bei autistischer Angst bzw. autistischem Rückzug:

- Identifikation individueller Stressoren, Stressmanagement
- Abbau autistischer Überreizung durch Nachteilsausgleich und Reduktion vermeidbarer Situationen
- Verbesserung der Sprachfähigkeit in Bezug auf eigenen Autismus (Erklärung für abweichendes Verhalten)
- Aufbau sozial-emotionaler Kompetenzen

Gruppentherapien bei sozialen Ängsten

Zwar kostet es alle zunächst Überwindung, aber die Kinder haben in einer Gruppentherapie direkt die Möglichkeit, heilsame korrigierende Beziehungserfahrungen zu sammeln, neue Lernerfahrungen zu machen und neues Vertrauen in andere Menschen und sich selbst zu entwickeln.

Allerdings stellen sich bei sozialängstlichen Kinder einige besondere Herausforderungen in der Planung und Durchführung von Gruppen. Oft wollen sozialängstliche Kinder zunächst gar nicht in Gruppen kommen. Wenn sie sich motivieren lassen, kann es je nach Gruppenkonstellation dazu kommen, dass es zunächst etwas schweigsame Gruppen sind, die etwas Zeit brauchen. Daher hier einige Tipps:

Tipp • Umsetzung von Gruppentherapie bei sozialen Ängsten

Gruppenplanung / Motivationsaufbau

- Lassen Sie Schnupperstunden zu – das Kind muss sich nicht gleich für eine »ganze« Therapie entscheiden.
- Mischen Sie die Gruppen mit ängstlichen und nicht-ängstlichen Kindern.
- Planen Sie geschlossene Gruppen, damit die Kinder sich kennen und nicht auf neue Kinder einstellen müssen.
- Erarbeiten Sie mit dem Kind die Vorteile, die es durch die Gruppe hat. Wodurch profitiert es?
- Jedes Kind darf zunächst ein Übergangsobjekt (z. B. Kuscheltier) mitbringen.
- Eltern dürfen am Anfang mit im Raum sein.

Angstlösende Rahmenbedingungen

- Die Kinder erarbeiten sich am Anfang Regeln, die helfen sollen, dass es allen gut geht.
- Eine Regel: Reden nur mit Redegegenstand. Bei Angst gerne ein Kuscheltier / Kuschelball, der geknuddelt werden kann und Sicherheit gibt.
- Pausen erlauben: Wem es zu viel wird, darf kurz rausgehen.
- Erteilen Sie das Wort: Es soll keine langen Schweigepausen geben. Das Wort weiterzugeben, ist erlaubt.

Schweigsame Gruppensituationen langsam verändern

- Schweigen erlauben: »Gib uns ein Zeichen, wenn du nicht reden magst. Das ist hier erlaubt, das kennen die anderen auch. Es ist mutig, wenn du das sagst.«
- Nonverbale Interventionen: Spiele, z. B. Hobby-Ecken, Sortieren und Aufstellen nach Größe, Anzahl Geschwister usw., stilles Gespräch: Frage / Thema auf Plakat, Kinder schreiben dazu Kommentare
- Geschlossene Fragen als Einstieg: Blitzrunden, in denen jedes Kind nur mit Ja oder Nein antwortet
- Bastelaktionen: Reden passiert dann beiläufig.
- Einzelarbeiten: Antworten auf Zettel schreiben, Themen für sich aufschreiben, malen, stellen, aufbauen
- Murmelgruppen: Kinder unterhalten sich mit ihren Sitznachbarn zu bestimmten Fragen (und sammeln Beispiele)

Bleiben Sie entspannt. Kinder müssen nicht sofort viel reden, schon dass sie kommen, ist ein Riesenerfolg! Lassen Sie sich nicht entmutigen, Geduld lohnt sich. Schon alleine dadurch, dass die Kinder den Schritt in die Gruppe machen, profitieren sie, weil sie ihre Angst überwunden haben. Freuen Sie sich mit ihnen über kleine Schritte.

Arbeits- und Informationsmaterial

AB 63 Angst-Karussell

In diesem Kreisspiel für das Gruppensetting werden verschiedene Ängste vorgestellt und die Kinder dürfen immer einen Platz weiterrücken, wenn sie die spezielle Angst kennen. Sie erleben, dass sie mit ihren Ängsten nicht alleine sind und es aber auch Kinder gibt, die andere oder mehr Ängste haben. Auf der Seite für die Kinder malen diese ihre persönlichen Angstmacher, »die das Angstkarussell drehen lassen«, an.

AB 64 Angst-Reporter

In dieser Übung, die sich für das Einzel- und Gruppensetting eignet, werden Sie und die Kinder zu Angst-Reportern und stellen Menschen auf der Straße Fragen zu Angst. Die Kinder erfahren mehr über Angst und gleichzeitig überwinden sie auch ihre eigene Angst, fremde Menschen anzusprechen.

AB 65 Lebensretter: Angst

Auf diesem Arbeitsblatt lernen die Kinder die protektiven Seiten von Angst kennen und eruieren das Gefühl ganzheitlich (Körper, Gedanken, Verhalten, Gefühle).

AB 66 Spaßverderber: Angst

Auf diesem Arbeitsblatt werden die einschränkenden Seiten von Angst beleuchtet. Die Kinder sammeln, was sie alles machen könnten, wenn sie keine Angst haben. Ziel ist es, die Motivation, Angst zu überwinden, zu steigern.

AB 67 Mutmach-Steine

Bei dieser Kreativaktion für das Einzel- und Gruppensetting gestalten Sie mit den Kindern Steine, die ihnen Mut machen sollen. Jeder Stein steht für einen Mutmachsatz (Selbstverbalisation), die Kinder können die Steine überall mit hinnehmen, wo sie Mut brauchen. Auf dem Arbeitsblatt für die Kinder notieren sie ihre Mutmachsätze, damit sie später bessere Erinnerungen daran haben und bei Bedarf darauf zugreifen können.

AB 68 Fliegender Teppich
Die Aktion *Fliegender Teppich* kann nur in Gruppen ab sechs Personen durchgeführt werden. Kinder werden von den anderen auf einer Decke liegend getragen. Sie lernen, dass sich Angst überwinden lässt, erleben Geborgenheit und stärken ihr Vertrauen. Mithilfe des Kinder-Arbeitsblattes reflektieren sie, wie sich die Reduktion von Angst auf die vier Komponenten der Angst (Körper, Gedanken, Verhalten, Gefühle) auswirkt.

AB 69 Gute Menschen
Bei der Aktion stellt ein Kind zunächst eine Spielfigur für sich auf. Sie eruieren, wie es sich alleine anfühlt. Nach und nach nennt das Kind Menschen, die mal gut zu ihm waren, und stellt Figuren drumherum. Es soll spüren, was »gute Menschen« Positives bewirken. Vertrauen wird durch Fokussierung aufgebaut. Die Übung eignet sich sowohl für das Einzel- als auch für das Gruppensetting. Auf dem Arbeitsblatt für die Kinder schreiben diese alle Namen der Menschen, die ihnen schon einmal gut gesinnt waren.

INFO 10 Soziale Angst
Auf dem Informationsblatt erhalten Eltern Informationen zur Entstehung und Überwindung von Angst und wie sie ihren Kindern dabei helfen können.

AB 70 Angstleiter
Mithilfe dieses Arbeitsblatts können Eltern und Kinder die Ängste der Kinder gemeinsam kennenlernen und auf einer Leiter nach Stärke sortieren.

AB 71 Sicherheitsnadell
In dieser Familienaktion sammeln Eltern und Kinder sichere Momente und pinnen diese auf eine Sicherheitsnadel. Der Fokus wird auf Sicherheit gelegt, um sich bewusst zu machen, dass wir mit viel Sicherheit umgeben sind.

AB 72 Sicherheitsgefühl
Die Aktion wird durch die Beschreibung des Erlebens von Sicherheit auf allen vier Ebenen (Körper, Gedanken, Verhalten, Gefühle) vertieft. Ziel ist es, Sicherheit gezielter wahrzunehmen und differenzierter zu spüren.

AB 73 Sicherheitstraining: Ziele
In dieser Aktion vereinbaren die Eltern bzw. Angehörige mit ihren Kindern Ziele darüber, gegen welche Ängste sie »trainieren« wollen. Sie schreiben sowohl kleine als auch große Ängste auf und legen eine Reihenfolge von »einfach« zu »schwierig« fest.

AB 74 Sicherheitstraining: Plan
Im Anschluss an die Zielfindung erarbeiten Eltern bzw. Angehörige und Kinder mithilfe dieses Arbeitsblatts einen konkreten Trainingsplan mit zwei bis drei kürzeren Trainingseinheiten pro Woche.

AB 75 Sicherheitstraining: Helfer
Vor der Durchführung des Sicherheitstrainings werden Trainingshelfer eingeführt. Das sind Mutsprüche oder reale Hilfestellungen, die den Kindern helfen sollen, die Ängste zu überwinden.

AB 76 Sicherheitstraining: Trainer-Tipps
Auf diesem Arbeitsblatt erhalten Eltern bzw. Angehörige die notwendigen Tipps, um das Training der Kinder gut zu begleiten und durchzuführen.

Angst-Karussell

- **Beschreibung:** Sie spielen ein Spiel, in dem Stühle zu Karussellsesseln werden. Sie geben Angstthemen vor und sagen z. B.: »Das Karussell dreht sich für alle, die auch Angst haben vor xy … / die Angst vor … kennen.« Alle Kinder, denen es auch so geht, stehen auf und gehen ein Platz weiter. Wenn der Sessel belegt ist, stellen sie sich dahinter oder setzen sich davor.
- **Ziel:** Die Kinder merken, dass Angst etwas ganz Normales ist und alle verschiedene Ängste haben.
- **Dauer**: ca. 10 Minuten
- **Material**: Stuhlkreis

Die Übung erklären

»Heute wollen wir das Angst-Karussell-Spiel spielen. Wenn sich ein Karussell dreht, sind wir immer an unterschiedlichen Stellen. Wenn sich unser Karussell dreht, wechseln wir unsere Plätze! Das machen wir jetzt mal … wir rutschen alle einen Platz weiter nach links. Wenn der Platz belegt ist, dann stellt ihr euch einfach dahinter oder setzt euch davor. Unser Karussell dreht sich nicht immer für alle, sondern nur für die, die bestimmte Ängste kennen. Ich sage immer, für wen sich das Karussell dreht, und die Kinder dürfen einen Platz weiter rücken. Mal sehen, wer als erstes wieder an seinem Platz angekommen ist.

Also, wir fangen mal an: Das Karussell dreht sich für alle, die Angst vor der Dunkelheit haben.«

Alternative Ideen / Ergänzungen

- Wenn die Kinder zu oft sitzen bleiben, verwenden Sie die Verneinung: »Das Karussell dreht sich für alle, die keine Angst haben vor …«. Dann müssen sich alle bewegen, die davor sitzen geblieben sind.
- Fokussieren Sie ausgehend von allgemeineren Ängsten (z. B. Dunkelheit, wilde Tiere, Krieg, 10-Meter-Brett …) immer mehr auf soziale Ängste (z. B. Streit, Auslachen, Mobbing, Strafen, fremde Gruppen …).
- Wenn Sie das Spiel im Einzelkontext spielen, fällt der Wettkampfcharakter weg. Sie stellen auch fünf bis sechs Stühle auf und schauen, wie oft das Kind in das Karussell einsteigen kann und wie viele Runden dieses ohne das Kind fährt, bis es wieder an seinem Platz ist. Sie können auch mitspielen.

Angst-Karussell

Das merk ich mir

Manchmal machen uns Menschen und bestimmte Momente Angst. Dann dreht sich unser Angstkarussell. Dann wollen wir vielleicht lieber gar nicht so viel mit anderen Menschen zu tun haben. Wir wollen uns schützen. Das ist normal und verständlich. Aber wenn wir immer weniger mit anderen Menschen machen, merken wir gar nicht mehr, dass es auch richtig nette Menschen gibt, mit denen man eine Menge Spaß haben kann.

Male die Kugeln an, die dein Angst-Karussell drehen lassen.

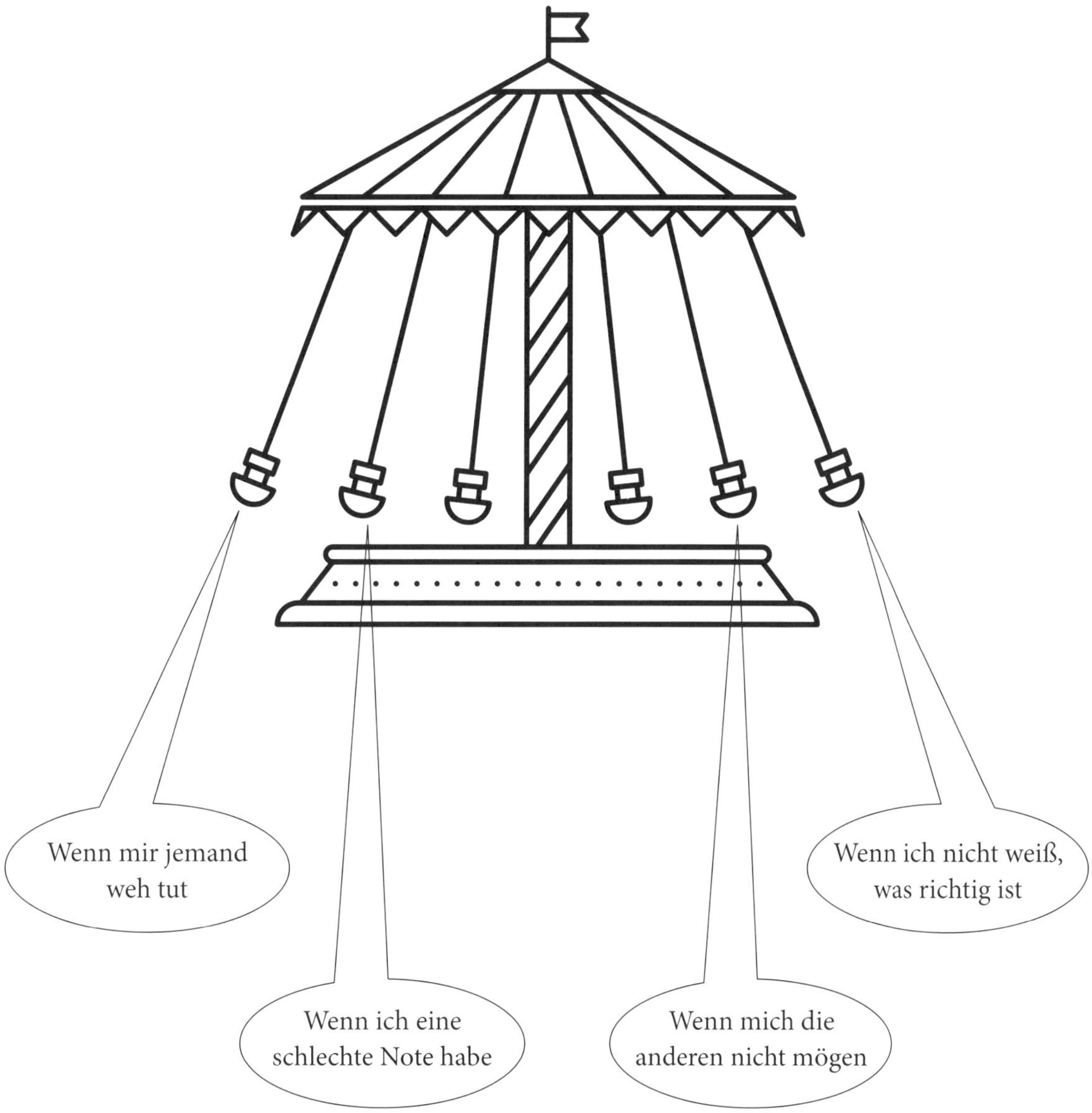

Angst-Reporter

- **Beschreibung:** Sie erarbeiten mit dem Kind spielerisch die vier Komponenten von Angst. Sie werden gemeinsam mit den Kindern zu Angst-Reportern, überlegen sich Fragen zu den vier Angstbereichen und stellen diese den anderen Kindern oder Menschen auf der Straße. Sie stellen die ersten Fragen. Ermutigen Sie dann aber auch das Kind, Fragen zu stellen. Sie tragen die Ergebnisse mit dem Kind zusammen und reflektieren gemeinsam, was ihm geholfen hat bzw. wodurch die Angst kleiner geworden ist. (Oft nennen die Kinder, dass die Menschen freundlich waren. Sie vertiefen diese Beobachtung und lassen die Kinder beschreiben, woran sie gemerkt haben, dass die Menschen freundlich sind.)
- **Ziel:** Die Kinder lernen die vier Komponenten von Angst kennen. Gleichzeitig sind Sie Modell für die Überwindung von Angst, Menschen anzusprechen. Die Kinder machen positive Erfahrungen mit anderen Menschen.
- **Dauer**: ca. 50 Minuten
- **Material**: Block, Stifte, ggf. Spielmikrofon

Die Übung erklären

»Heute werden wir zu Angst-Reportern, weil es dazu noch viel zu erfahren gibt. Lass uns mal Fragen überlegen. Also Fragen zu den verschiedenen Bereichen von Angst. Es gibt Angstgefühle, Angstgedanken, Angstverhalten und Körperreaktionen bei Angst. Welche Fragen dazu fallen dir ein?

Nun suchen wir uns Menschen, die uns etwas zu Angst sagen können, z. B.: Wir sind heute Angst-Reporter. Kennen Sie Angst? Wovor haben Sie Angst? Welche Gedanken haben Sie bei Angst? (…)

Nun haben wir schon viel rausgefunden. Und wir selbst hatten gar nicht so viel Angst. Viele Menschen waren nett zu uns. Das hat uns geholfen, unsere Angst zu überwinden. Welche Menschen waren nett? Woran hast du gemerkt, dass sie nett sind? Woran hast du es gesehen?«

Alternative Ideen / Ergänzungen

- Je nach Situation und gewünschter Schwierigkeit interviewen Sie andere Gruppenkinder, Eltern im Wartezimmer, Menschen am Telefon oder Menschen draußen auf der Straße.
- Sie können die Antworten auch aufnehmen (wenn Sie die Erlaubnis haben).
- Die Kinder können die Fragen auch mit nach Hause nehmen und ihre Eltern oder Freunde befragen.

Angst-Reporter

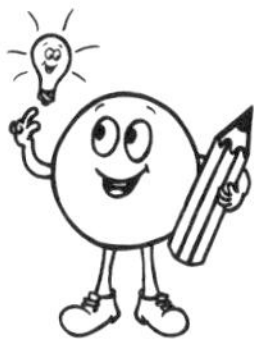

Das merk ich mir

Es gibt viel über Angst zu erfragen: Jeder erlebt sie anders!

Hier ist Platz für eure Angst-Reporter-Fragen:

Fragen zum Vorstellen (z. B.: Wir sind Angst-Reporter, haben Sie kurz Zeit?)

....

....

....

Fragen zu Angstgefühlen:

....

....

....

Antworten zu Angstgefühlen:

....

....

....

Fragen zu Angstgedanken:

....

....

....

Antworten zu Angstgedanken:

....

....

....

Angst-Reporter

Fragen zu dem, was bei Angst im Körper passiert:

....

....

....

Antworten zu dem, was bei Angst im Körper passiert:

....

....

....

Fragen zu Angstverhalten / Was würden Menschen am liebsten machen:

....

....

....

Antworten zu Angstverhalten / Was würden Menschen am liebsten machen:

....

....

....

AB 65 • K

Lebensretter: Angst

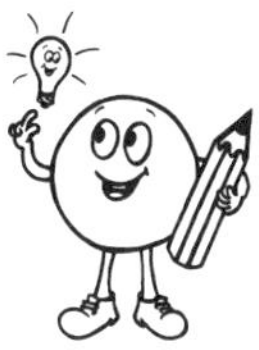

Das merk ich mir

Angst ist eigentlich gut, denn sie schützt uns vor Gefahr. Sie kann sogar ein Lebensretter sein. Früher, als Menschen noch im Wald gelebt haben und ein böses Tier kam, mussten die Menschen ganz schnell abhauen, kämpfen oder sich totstellen. Sonst hätten sie nicht überlebt. Deswegen macht unser Körper bei Angst alles, was er zum »Überleben oder zum Schutz« braucht. Angst spürt man im Körper, es gibt Angstgedanken, Angstgefühle und Angstverhalten.

Schreibe oder male, was dir bei Angst passiert.

Meine Angstgefühle:

Meine Angstgedanken:

Das passiert in meinem Körper:

Das würde ich bei Angst am liebsten machen:

AB 66 • K

Spaßverderber: Angst

Das merk ich mir

Eigentlich ist Angst gut, weil sie schützt. Manchmal wird sie aber zu groß und übertreibt, wenn zum Beispiel gar kein böses Monster da ist. Dann wird sie zum Spaßverderber, weil die Angst uns sagt: »Mach das nicht, es könnte was passieren.«

Schreibe oder male, was du ohne Angst machen könntest. Welchen Spaß hättest du, wenn die Angst weg wäre?

Mutmach-Steine

- **Beschreibung:** Sie bemalen mit den Kindern Mutmach-Steine und schreiben Sätze auf, die gegen die Angst helfen. Sie eruieren, was mit den verschiedene Komponenten der Angst passiert, wenn das Kind sich einen der Mutmach-Sätze sagt.
- **Ziel:** Die Kinder lernen Selbstverbalisation gegen Angst. Durch die Steine, die sie mitnehmen, wird der Alltagstransfer verbessert, sie können sie als Übergangsobjekte in die Angstsituationen mitnehmen. Das Kind erlebt Angstreduktion durch erlebnisorientierte Selbstverbalisation.
- **Dauer**: ca. 50 Minuten
- **Material**: Steine: flache, runde, helle Kieselsteine (Durchmesser ca. 5–10 cm), Acryl- oder andere Farben, ggf. Lack zum Verfestigen der Farbe

Die Übung erklären

»Wir basteln heute was Tolles: Mutmach-Steine! Und wir tun so, als ob die sprechen können. Was könnte ein Stein dir sagen, damit du mutiger wirst?

Nun darfst du dir einen oder zwei Steine aussuchen und etwas auf den Stein malen, was dich an den Mutmach-Satz erinnert.

Nun probieren wir sie aus. Erzähl mal eine Angstgeschichte. Auf welcher Stufe ist die Angst auf einer Leiter von 1 bis 10 (1 = gar keine Angst, 10 = sehr starke Angst). Nun nimmst du den Mutmach-Stein in die Hand, läufst damit durch den Raum und sagst dir ganz oft und auch laut genug deinen Mutmach-Satz.

Du spürst den Stein in der Hand. Wird er schon warm und gibt dir Kraft? Was passiert mit der Angst?«

Alternative Ideen / Ergänzungen

- Sie können auch größere Steine nehmen. Ältere Kinder können dann auf die eine Seite des Steins den Satz schreiben und auf die andere Seite malen.
- Wenn Sie mit Gruppen arbeiten, können die anderen Kinder ihre Fingerabdrücke auf die Rückseite tun, um das Kind zu ermutigen: »Ich glaub an dich! Du schaffst das! Finger drauf!«

Mutmach-Steine

Das merk ich mir

Ich kann mir Mutmach-Sätze sagen, damit meine Angst kleiner wird. Die Steine können mich daran erinnern.

Meine Mutmach-Steine erinnern mich an meine Mutmach-Sätze:

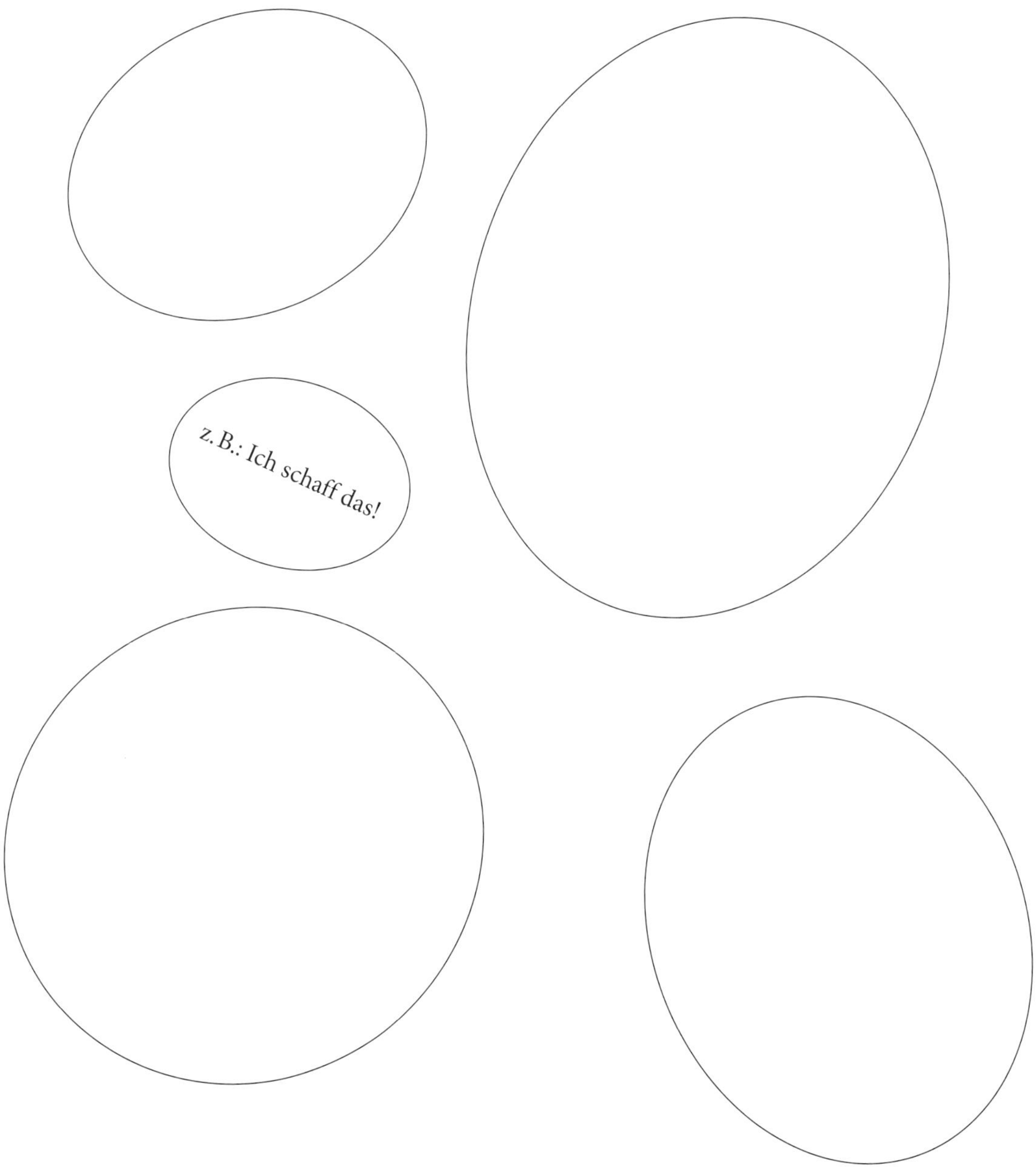

Fliegender Teppich

- **Beschreibung:** Sie lassen die Kinder »fliegen«! Die Gruppe kniet sich in zwei Reihen gegenüber auf den Boden. Jeder umfasst die Unterarme seines Gegenübers. Ein Kind darf sich auf die gefassten Arme (den »Teppich«) legen und den Körper gut anspannen. Es gibt dann das »Abflugkommando«: Die Gruppe hebt das Kind etwas (ein paar Zentimeter) an und bewegt es leicht hin und her. Wenn das Kind genug hat, gibt es das »Landekommando« und die Gruppe legt das Kind wieder vorsichtig ab. Sie eruieren, wie sich anfühlt, getragen zu werden und vertrauen zu können.
- **Ziel:** Die Kinder fühlen sich getragen und erleben, dass sie anderen Kindern vertrauen können.
- **Dauer**: ca. 30 Minuten

Wichtig

- Mindestens sechs tragende Personen, ggf. Eltern dazu bitten
- Mindestens eine erwachsene Person am Oberkörper / Kopf des liegenden Kindes
- Uhren ablegen

Die Übung erklären

»Heute machen wir ein schönes Spiel, den fliegenden Teppich. Keiner von uns kann fliegen, stimmt's? Nur, wenn andere uns dabei helfen. Dafür müsst ihr nun gut aufpassen. Wir knien uns ruhig in zwei Reihen gegenüber und halten unserem Partner die Hände entgegen. Die kräftigere Person hat die Arme unten mit Handflächen nach oben, die andere Person umfasst die Unterarme von oben. Das ist unser Teppich! Nun darf sich immer abwechselnd ein Kind drauflegen und wir anderen lassen das Kind fliegen. Dafür muss das »fliegende Kind« steif und fest sein wie ein Flugzeug. Alle Muskeln sind dafür angespannt. Steht noch mal auf und lasst uns das alle zusammen üben. Wenn wir schlaff sind wie ein Mehlsack, sind wir schwer und keiner kann uns tragen.

Lasst uns mal so hinstellen … [*alle stehen im Kreis und lassen schlaff die Arme nach vorne fallen*]! Nun machen wir uns so fest wie ein Flugzeug [*alle stellen sich gerade hin und spannen alle Muskeln an*]. Macht dafür alles fest: die Arme, die Beine, den Bauch, den Po … Wenn ihr gleich auf dem Teppich liegt, müsst ihr auch so fest sein wie ein Flugzeug.

Nun geht's los: Welches Kind will zuerst fliegen? Alle knien sich an ihren Platz. Bereitet nun den Teppich vor [*Arme hinhalten-festhalten*]. Seid ihr bereit?

[*Zum fliegenden Kind:*] Nun darfst du dich auf den Teppich legen und dich ganz fest machen. Dann gibst du das Kommando und die anderen heben dich leicht an. Wie geht es dir? Wenn du wieder runter willst, gibst du das Landekommando. Wie fühlt es sich an, von den anderen getragen zu werden? Wie hast du gespürt, dass es sich gut anfühlt?«

Alternative Ideen / Ergänzungen

- Wenn Sie viele Kinder in der Gruppe haben, können diese sich auch hinhocken und beim Fliegen aufstehen.
- Sie können vorher und nachher eine Angstskalierung machen und werden sehen, dass die Angst in der Regel abnimmt.
- Die Übung kann auch mit einem Mutmach-Spruch wiederholt werden, dann wird die Angstintensität meist geringer.
- Nicht öfter als 5- bis 6-mal hintereinander heben lassen, mehr ist zu anstrengend.
- Wenn die Gruppe zu unruhig ist, verschieben Sie diese Übung!

Fliegender Teppich

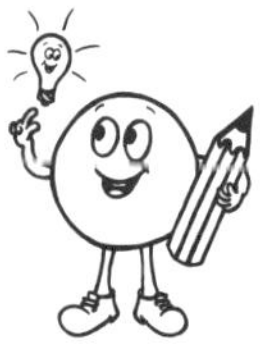

Das merk ich mir

Ich kann Menschen vertrauen und das fühlt sich gut an!

So fühlt es sich an, wenn ich Menschen vertrauen kann:

Körper:

Gefühle:

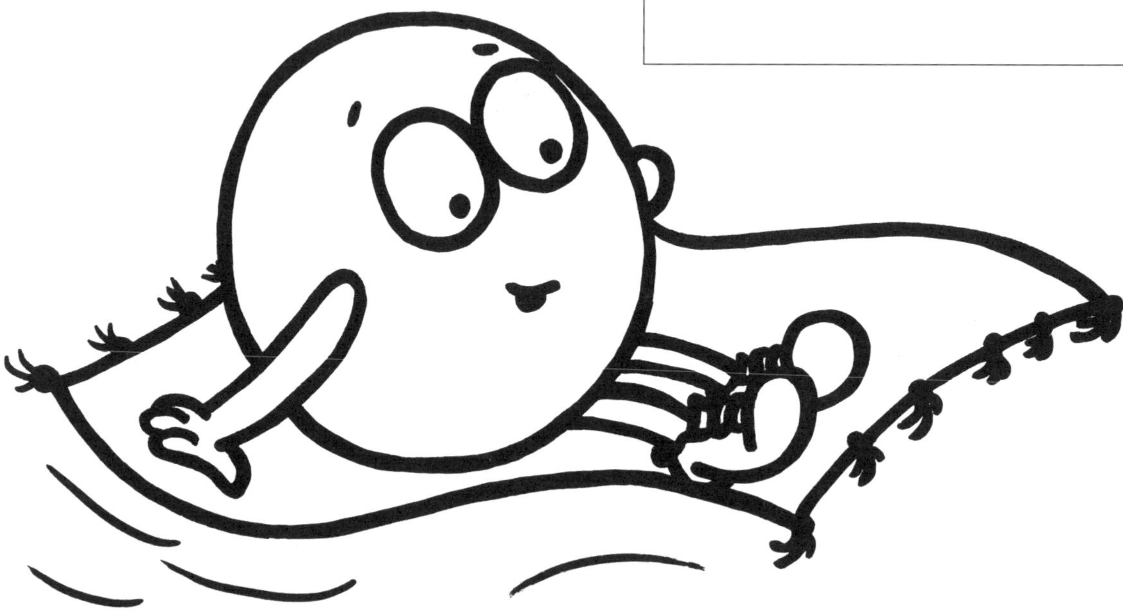

Gedanken:

Gute Menschen

- **Beschreibung:** Erst stellt das Kind eine Spielfigur für sich selbst in die Mitte eines Kreises und Sie lassen sich berichten, wie es sich fühlt, wenn es alleine ist und wenn es doofe Menschen um sich herum hat. Sie machen mit der Spielfigur dazu ein Interview (auch zu den vier Dimensionen der Angst: Was fühlst du? Wie ist dein Körper? Was denkst du? Was würdest du gerne machen?). Sie lassen das Kind dann alle Menschen erinnern, die schon einmal gut zu ihm waren. Diese soll das Kind mit anderen Figuren um sich herum aufbauen. Sie fragen die Spielfigur dann, wie es sich jetzt fühlt und was anders ist (auch auf den vier Ebenen der Angst).
- **Ziel:** Die Kinder fokussieren das Gefühl von Geborgenheit und Sicherheit und erleben dies bewusst.
- **Dauer**: ca. 20 Minuten
- **Material**: Spielfiguren (Menschen, Tiere, ggf. auch Stühle)

Die Übung erklären

»Hier habe ich einige Figuren. Such mal eine für dich und eine für mich aus. Stell deine mal in die Mitte und ich frage dich mit meiner Figur was, okay? Hi [*Name der Figur*]. Du stehst hier ja ganz allein. Wie geht es dir gerade? Wie geht es dir, wenn gemeine Menschen da sind? Wann hast du das mal erlebt? Wie fühlt es sich an? [*Dann verlassen Sie die Spielebene wieder.*]

Zum Glück gibt es ja immer auch Menschen, die gut zu uns sind. Wer fällt dir da ein? Wer ist gut zu dir? Wem kannst du vertrauen? Wen magst du? Stelle für jede Person mal eine andere hier um dich rum. Die du ganz gerne magst, dicht um dich herum, die anderen etwas weiter weg.

[*Dann gehen Sie wieder auf die Spielebene.*] Nun bist du ja gar nicht mehr allein. Wie ist das jetzt? Wie geht es dir? Was ist daran schöner? Wie fühlt es sich an, gute Menschen um sich zu haben? Was denkst du? Was verändert sich in deinem Körper? Was würdest du am liebsten machen? [*Dann verlassen Sie die Spielebene wieder.*]

Woran erkennst du, dass Menschen es gut mit dir meinen?«

Alternative Ideen / Ergänzungen

- Das Wechseln der Ebenen ermöglicht, auf Spielebene mehr Emotionen zu erleben und auf der Gesprächsebene mit dem kompetenten Anteil des Kindes zu kommunizieren und kognitiv zu reflektieren.
- Sie können das Kind auch aussuchen lassen, welche Figuren es nutzen will.
- Man kann das Ganze auch mit Stühlen umsetzen.

Gute Menschen

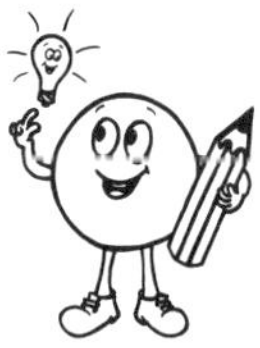

Das merk ich mir

Ich kann Menschen vertrauen!

Diesen Leuten kann ich vertrauen:

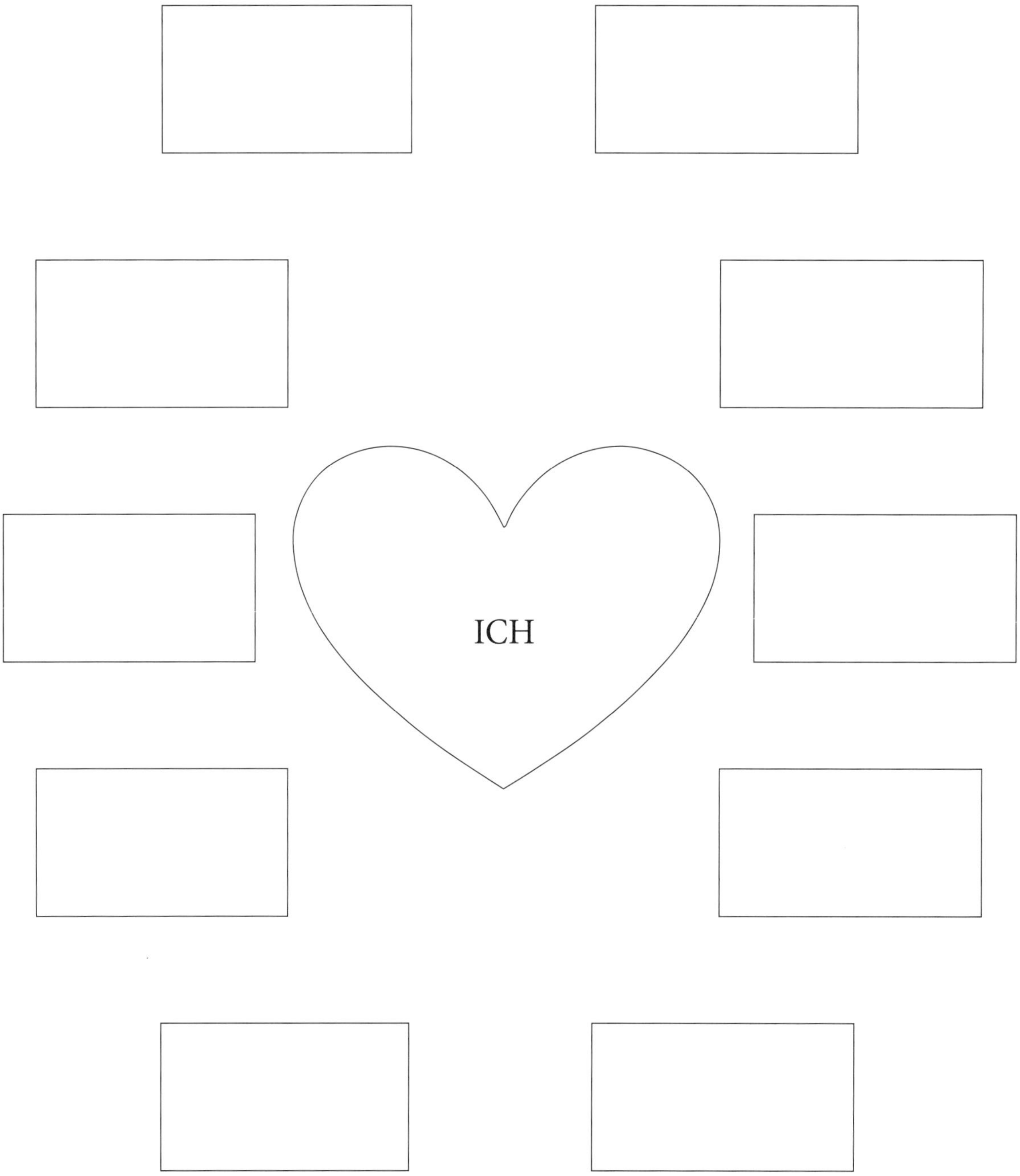

Gute Menschen

So fühlt es sich an, wenn ich Menschen vertrauen kann.

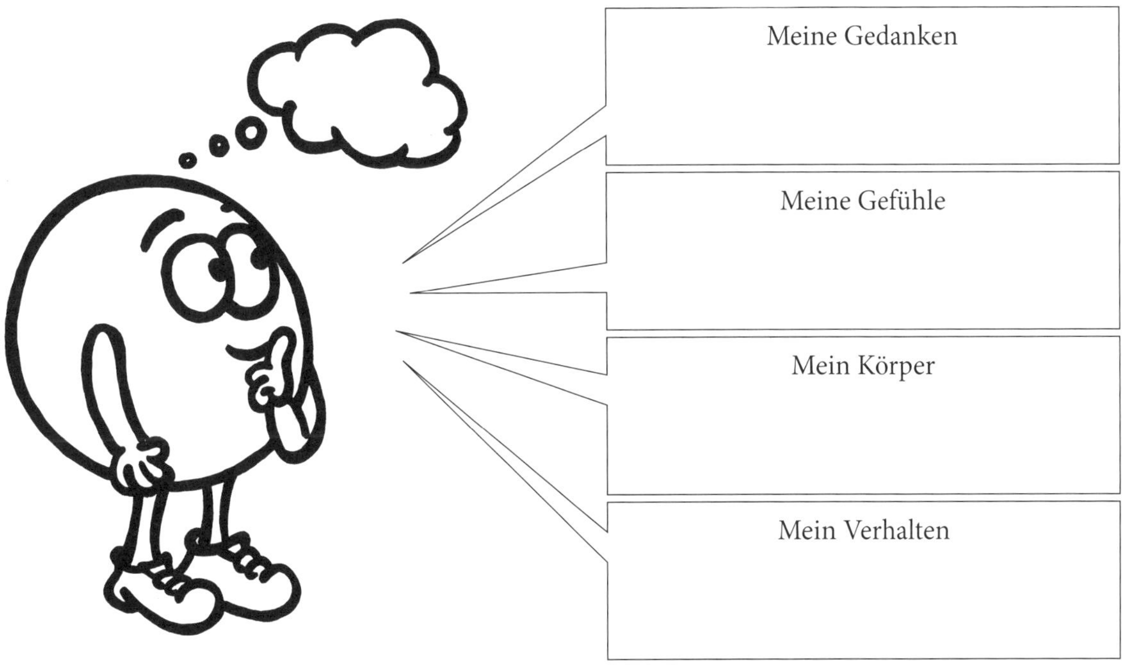

Hieran erkenne ich, dass Menschen es gut mit mir meinen:

....

....

....

....

Soziale Angst

Angst vom Lebensretter zum Lebensfeind

Die Fähigkeit, Angst zu entwickeln, ist lebenswichtig: Angst schützt vor Gefahr und Verletzung, sie kann Leben retten. Als Menschen noch in der Natur lebten und ihr Leben von Tieren bedroht war, haben die Menschen am ehesten überlebt, die Angst hatten. Die Angstreaktionen des Körpers helfen zu fliehen, zu kämpfen oder sich totzustellen.

Unser Körper macht bei Angst immer noch alles, was man damals in lebensbedrohlichen Situationen brauchte – nur dass die Situationen oft nicht mehr lebensbedrohlich sind. Wenn man bei Angst immer flieht oder vermeidet, kann es passieren, dass man sich immer mehr zurückzieht und kaum mehr schöne neue Erfahrungen macht. Die Angst wird dann zum Lebensfeind. Kinder sind dann in ihrer Angst gefangen und trauen sich immer weniger zu.

Soziale Angst entsteht, wenn die Kinder das Gefühl haben, sie müssten sich vor etwas schützen. Mögliche Gründe für soziale Angst können sein:

- Schutz vor Misserfolg: Überall müssen Kinder Erfolge haben und leisten. Sie haben Angst, es nicht gut zu machen.
- Schutz vor Abwertung: Es wird so viel bewertet! Kinder haben Angst, nicht mithalten zu können.
- Schutz vor Verletzung: Kinder fühlen sich bedroht und haben Angst vor Verletzung mit Worten oder Taten.
- Schutz vor Überforderung: In sozialen Situationen muss man so viel beachten, das kann stressen.
- Schutz vor Ausgrenzung: Kinder wollen dazugehören. Ausgeschlossen zu werden ist grausam.

Das Gemeine an Angst: Sie wächst automatisch durch Vermeidung!

Angst wächst ganz von allein, wenn man sie nicht stoppt. Angst wächst also durch Vermeidung. Wenn jemand z. B. Angst vor einem neuen Hobby hat, wird die Anspannung immer größer, wenn man sich dem Moment nähert, an dem das Hobby zum ersten Mal probiert werden soll. Das fühlt sich nicht gut an. Wenn die Angst dann siegt, man vermeidet und wieder nach Hause geht, geht es einem sofort besser und die Anspannung wird direkt kleiner. Die Psyche lernt: Vermeiden lohnt sich! ABER es ist nur ein Scheinfrieden. Kurzfristig geht es zwar besser, aber langfristig wird es schlimmer, weil man keine guten neuen Erfahrungen macht und die Psyche nur gelernt hat, dass Vermeidung scheinbar hilft und die Angst berechtigt ist. Die Angst hat also gewonnen! Beim nächsten Mal ist die Wahrscheinlichkeit, wieder zu vermeiden, noch größer. So kann sich die Angst auch in andere Bereiche ausweiten und wächst durch jede Vermeidung, wenn wir sie nicht stoppen.

Das Gute an Angst: Sie lässt nach durch Überwindung!

Angst lässt sich überwinden. Sie ist sehr schnell zu erkennen und zeigt sich deutlich in verschiedenen Bereichen:

- Verhalten: Vermeiden
- Gedanklich: »Ich schaff das nicht …«
- Körperlich: Angespannte Muskeln, das Herz schlägt schneller.
- Gefühle: Angst, Panik

Soziale Angst

In allen Bereichen können wir etwas verändern und die Angst nimmt ab.

- Verhalten: Der Angst nicht folgen, diese überwinden und nicht mehr vermeiden.
- Gedanklich: Sich mutmachende Dinge sagen: »Ich schaffe das schon!«
- Körperlich: Entspannung herbeiführen und spüren.
- Gefühle: Sicherheit und Vertrauen spüren.

Kinder können Ängste überwinden und Sie können ihnen dabei helfen! Dabei sollen Kinder merken:

- Angst hat gute Gründe: Ihre Angst ist nicht dumm, sondern sie schützt auch.
- Es gibt Schutz: Kinder können auch ohne Angst und Vermeidung geschützt sein.
- Mut lohnt sich: Wenn Kinder mutig weniger vermeiden, können sie Tolles erleben.
- Schritt für Schritt geht's gut: Niemand muss überfordert werden! Es geht in kleinen Schritten.

Wichtig • Angst nie ausreden, sondern Mut machen!

Es hilft wenig, Kindern zu sagen: »Das passiert schon nicht.« Machen Sie lieber Mut: »Selbst wenn es passiert, finden wir Wege, damit umzugehen!«

Noch ein paar gärtnerische Weisheiten zum »Wildwuchs« von Angst

- Angst wächst wie Unkraut, wenn wir sie nicht stoppen!
- Vermeiden ist wie Dünger und macht es schlimmer!
- Schonen ist wie ein Gewächshaus: Die Angst gedeiht gut!
- Wir sind der Gärtner unserer Angst und entscheiden, ob sie wachsen darf.
- Wenn wir nicht mehr vermeiden oder schonen, hört sie auf zu wachsen!
- Wenn wir neue Erfahrungen machen, wird die Angst nach und nach verdrängt.
- Am leichtesten ist, sie ganz am Anfang zu entfernen!

Angstleiter

Wichtig

Angst ist gut, so lange sie vor echten Gefahren schützt. Aber oft verselbstständigt sie sich und verhindert gute neue Erfahrungen Ihres Kindes. Finden Sie mit Ihrem Kind raus, was ihm Angst macht. Helfen Sie Ihrem Kind, seine Angst zu überwinden.

Beschreiten Sie mit Ihrem Kind die einzelnen Stufen der Angstleiter. Oben ist die größte Angst, unten die kleinste.

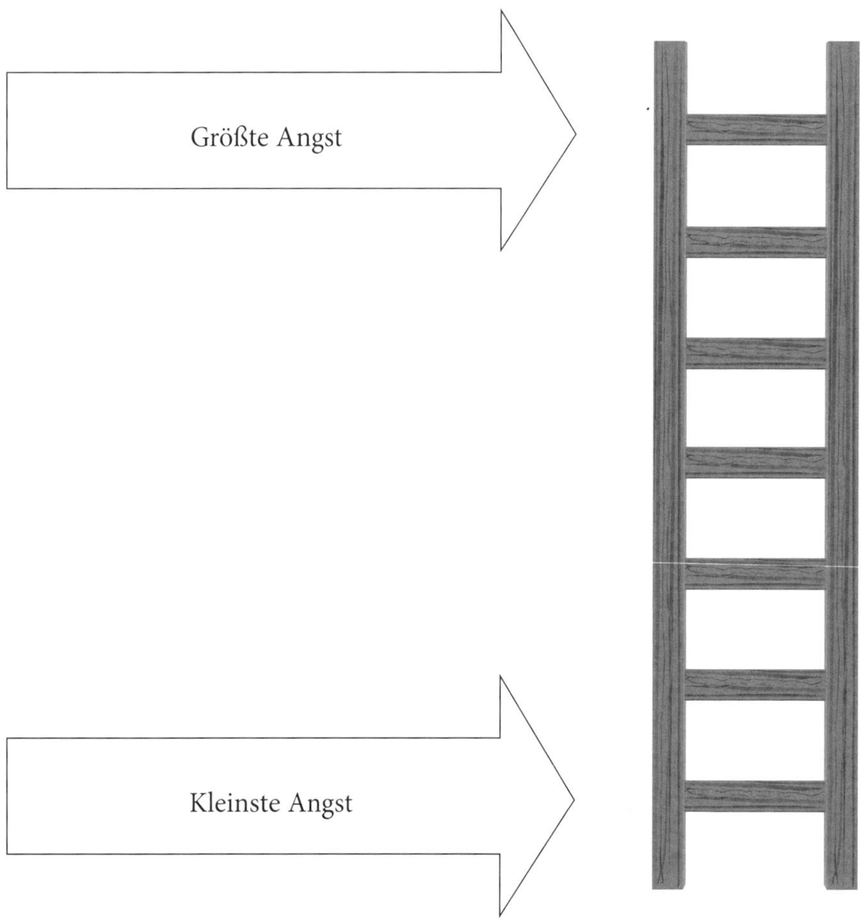

Sicherheitsnadel

Wichtig

Wie sich Angst anfühlt, merken wir uns gut, denn es ist unangenehm. Schöne, sichere Gefühle vergessen wir schneller. Deswegen ist es wichtig, dass Sie und Ihr Kind sich an Momente erinnern, die sich »sicher« angefühlt haben. Sammeln Sie viele Momente mit kleinen Beispielen (ca. 20 bis 30). Es gibt so viel Sicherheit in unserem Leben (z. B. zu Hause, mit Freunden, an der Ampel, im Zelt bei Regen …).

Sammeln Sie mit Ihrem Kind sichere Momente, malen oder schreiben Sie diese auf kleine Zettel und pinnen Sie diese auf eine Sicherheitsnadel!

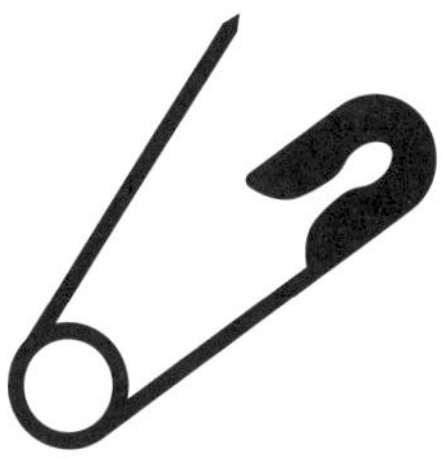

AB 72 • E

Sicherheitsgefühl

Besprechen Sie mit Ihrem Kind genau, wie sich Sicherheit anfühlt.

- Was passiert im Körper bei Sicherheit?
- Was sind die Gedanken bei Sicherheit?
- Welche Gefühle sind da bei Sicherheit?
- Was würden wir am liebsten tun bei Sicherheit?

Je besser wir uns an Sicherheit erinnern, desto schneller kann Angst überwunden werden.

Pinnen Sie die verschiedenen Aspekte des Sicherheitsgefühls an die Sicherheitsnadel.

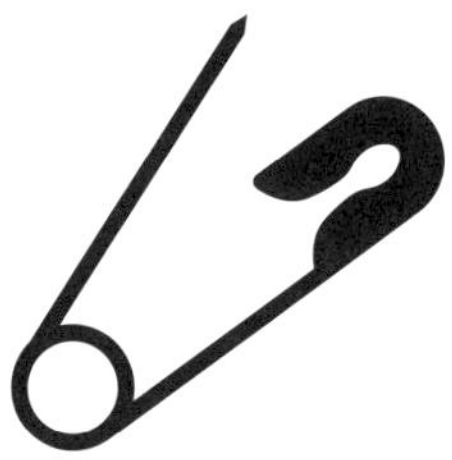

Körper

Gefühl

Gedanken

Verhalten

AB 73 • E

Sicherheitstraining: Ziele

Wichtig

Angst verschwindet nur, wenn wir uns von ihr nicht bestimmen lassen. Machen Sie Ihrem Kind Mut, die Angst Schritt für Schritt zu überwinden. Besprechen Sie mit Ihrem Kind die Trainingsziele: Schreiben oder malen Sie auf, für welche Ängste Ihr Kind trainieren will: Welche Ängste sollen überwunden werden?

- Beginnen Sie mit sehr kleinen Ängsten: Dinge, die sich Ihr Kind eigentlich schon traut.
- Machen Sie nur sehr kleine Steigerungen.
- Notieren Sie nur Ziele, die Ihr Kind nicht überfordern. Oft wollen die Kinder mehr, als sie schaffen können.

Sicherheitstrainingsziele von ....

....

....

....

....

....

....

....

....

....

....

....

AB 74 • E

Sicherheitstraining: Plan

Wichtig

Machen Sie mit Ihrem Kind einen genauen Plan, wann es welche Trainingseinheiten macht:

- kleine, schaffbare Einheiten
- ca. 2 bis 3 Trainingseinheiten pro Woche
- Trainingseinheit gemeinsam mit Ihnen
- Trainingseinheiten nicht zu lang: ca. 10 bis 15 Minuten

Sicherheitstrainingsplan

Datum	Diese Angst überwinde ich ...	Geschafft

AB 75 • E

Sicherheitstraining: Helfer

Wichtig

Bereiten Sie mit Ihrem Kind kleine Trainingshelfer vor, die das Kind im Training unterstützen. Das können Mutsprüche auf kleinen Zetteln sein, z. B. »Ich schaffe das!« Auch denkbar ist eine Mut-Kette (Band mit einer Holzperle, die an einen Mutspruch erinnert) oder ein T-Shirt von Ihnen als Eltern, was die Kinder zum »Training« anziehen!

Überlegen Sie mit Ihrem Kind gemeinsam, was ihm beim Trainieren hilft. Alle Ideen sind gut! Lassen Sie sich einfach etwas einfallen.

Unsere Trainingshelfer:

....

....

....

Und hier sind unsere Mutsprüche:

....

....

....

Tipp

Schreiben Sie Mutsprüche immer positiv auf: Ich schaffe das, ich bin gut vorbereitet, ich habe Hilfe …

AB 76 • E

Sicherheitstraining: Trainer-Tipps

Wichtig

Begleiten Sie das Training Ihres Kindes. Schenken Sie Ihrem Kind Zuversicht und Mut. Kinder können Angst am besten überwinden, wenn sie merken, dass die Eltern an sie glauben. Vielleicht sind Sie selbst unsicher oder haben Angst, dass Ihr Kind es nicht schafft? Dann ist es wichtig, dass Sie sich erst selbst bewusst machen, warum Ihr Kind stark ist und es schaffen wird. Machen Sie sich selbst Mut: »Wir schaffen das!« Auch in Ihnen steckt mehr, als Sie denken!

All das hat mein Kind schon geschafft:

....

....

Deswegen schafft es auch den nächsten Schritt!

So mache ich mir selbst Mut:

....

....

Hier einige Tipps, wie Sie Ihr Kind ermutigen können:

- ▶ Ruhig und gelassen sprechen!
- ▶ Schauen Sie auf das, was klappt!
- ▶ Benennen Sie das, was klappt!
- ▶ Scheitern ist kein Drama, gehen Sie nicht groß drauf ein. Versuchen Sie es erneut!
- ▶ Freuen Sie sich mit Ihrem Kind über jeden kleinen Schritt.

So werde ich mein Kind ermutigen:

....

....

10 Soziales Selbstbewusstsein

Viele Kinder fühlen sich in sozialen Situationen nicht sicher und verbergen daher viele ihrer Persönlichkeitsmerkmale, Eigenschaften, Gaben und Fähigkeiten. Das führt nicht nur dazu, dass sich das Kind selbst nicht wohlfühlt, sondern auch dazu, dass es seine Umgebung gar nicht so bereichert, wie es eigentlich möglich wäre. Viele »Schätze«, die das Leben bunt und reich machen könnten, bleiben daher verborgen. Kinder können die Strahlkraft, die in ihnen steckt, gar nicht richtig entfalten und Lebensfreude verbreitet sich nicht so, wie es möglich wäre.

Die Beschäftigung mit dem »Selbst« spielt in unserer derzeitigen Gesellschaft in vielerlei Hinsicht eine Rolle, was Chancen und Risiken aufweist. Zur Sensibilisierung, wo Fokussierung des »Selbst« geschieht, hier einige Beispiele, die auch aufzeigen, dass eine übermäßige oder einseitige Beschäftigung mit dem »Selbst« nicht immer hilfreich ist.

- **Selbstbewusstsein** beinhaltet das bewusste Wissen über sich selbst, wird aber oft mit Selbstbewertung gleichgesetzt. Ein schlechtes Selbstbewusstsein wird oft mit niedrigem Selbstwert gleichgesetzt.
- **Selbstwert** setzt sich aus den subjektiv empfundenen Resultaten aller Bewertungsprozesse über sich zusammen. Er ist stark abhängig von sozialen Interaktionen. Ein verletzter Selbstwert führt zu Rückzug und schwächt.
- **Selbstsicherheit** bezieht sich auf das Verhalten und ist das, was ein Mensch an Sicherheit nach außen darstellt. Oft lassen sich Rückschlüsse auf den Selbstwert ziehen, was aber auch ein Trugschluss sein kann.
- **Selbstliebe** entsteht, wenn eigene Stärken und Schwächen gesehen, akzeptiert und liebevoll angenommen werden. Erlebte Liebe durch die Bezugspersonen ist hierfür eine wichtige Hilfe.
- **Selbstabwertung** geschieht, wenn die Bewertung durch innere oder äußere Bewertungsmaßstäbe nicht positiv ausfällt. Die Meinung über sich breitet sich dann in verschiedene Bereiche aus.
- **Selbsthass** ist bei Jugendlichen zu einem »stehenden Begriff« geworden und wird oft durch Enttäuschung über sich selbst begründet. Er kann auch identitätsstiftend sein und mit Selbstverletzung einhergehen.
- **Selbstüberforderung** entsteht, wenn ein Kind, die Familie oder die Gesellschaft Forderungen stellt, denen ein Kind nicht genügen kann.
- **Selbstüberhöhung** geschieht durch den Trugschluss, alles selbst zu können. Sie führt nicht nur zum Abbau sozialer Kompetenzen, sondern zieht oft Isolation und Hilflosigkeit nach sich.
- **Selbstüberschätzung** sorgt für sehr schnelles Unglück dadurch, dass Ziele nicht erreicht werden. Dies kann für einen selbst oder auch die Mitmenschen mit großer Enttäuschung verbunden sein.

Chancen in der gesunden Stärkung des »Selbst«

- Persönliche Eigenschaften und Fähigkeiten werden besser erkannt.
- Menschen lernen, sich selbst zu schätzen.
- Eigenschaften und Fähigkeiten können sinnstiftend zum Nutzen des Allgemeinwohls eingesetzt werden.
- Soziale Beziehungen werden durch gegenseitige Ergänzung gestärkt.
- Eigene Stärken entwickeln sich durch deren Anwendung weiter.
- Menschen gestalten ihre Zukunft selbstwirksam.
- Lebenszufriedenheit, Sicherheit und Wohlbefinden werden gestärkt.
- Ein starkes »Selbst« kennt und akzeptiert auch die schwachen Seiten und Grenzen.
- Scham und Zurückhaltung werden abgebaut, was vorbildhaft für andere ist.

Risiken in der isolierten Stärkung des »Selbst«

- Es kann die Illusion nähren, alles selbst lösen zu können und zu müssen.
- Überhöhung führt zu Überforderung.
- Die Chancen der eigenen Begrenztheit erfahren ggf. zu wenig Berücksichtigung.
- Umgang und Akzeptanz von Scheitern und Schwäche wird ggf. nicht ausreichend gelernt.
- Einseitiges Beschäftigen mit »sich selbst« kann ggf. zu Missachtung unserer Mitmenschen führen.
- Geringe Berücksichtigung von Bedürfnissen unseres Umfeldes isoliert uns. Isolation, Einsamkeit und Hilflosigkeit entstehen.
- In Krisen fehlt ein stärkendes soziales Netz.
- Wichtige soziale Bedürfnisse werden unterschätzt. Soziale Kompetenzen lassen nach.

Wichtig

Ziel sollte es also nicht sein, isoliert nur das Selbst zu stärken (im Sinne von »Glaub an dich«, »Du bist deines Glückes Schmid«, »Alles ist schaffbar, wenn du nur an dich glaubst«!). Dies führt schnell zu Selbstüberhöhung, Überforderung und letztendlich zu Isolation. Ziel ist es daher, soziales Selbstbewusstsein zu stärken.

Selbstbewusstsein ist an sich wertfrei. Es schließt sowohl Wissen und Anwendung von Stärken als auch Wissen und Akzeptieren von Schwächen ein. Die Chancen sozialer Ergänzung und das Wissen und Gestalten von sozialer Verbundenheit stärkt den Menschen und fördert gesunde Entwicklung. Das Einbringen eigener Stärken in soziale Strukturen ist gemeinschaftsfördernd, sinnstiftend, steigert Lebenszufriedenheit und schafft Sicherheit in Krisen.

Kinder mit einem gesunden gestärkten sozialen Selbstbewusstsein …

- kennen und akzeptieren eigene Stärken,
- kennen und akzeptieren eigene Schwächen,
- nutzen ihre Stärken für sich und andere,
- sind mit sich zufrieden,
- verbreiten Zufriedenheit,
- können bei Bedarf um Hilfe bitten,
- helfen anderen,
- können Nein sagen und auf sich achten,
- haben ein gesundes soziales Netz,
- sind in Krisen gut abgesichert.

Wichtig • Gefahr der »Selbstumdrehung«

Die Gefahr von pathologischer »Selbstumdrehung« entsteht durch unreflektierte Psychotherapie, die isoliert eine »Ichzentriertheit« fokussiert. Es ist möglich, sich über Jahre immer mehr um sich selbst zu drehen und immer weitere Aspekte zu finden, die noch als problematisch empfunden werden. Das Leben gerät dann auf eine Wartebank: »Ich kann erst wieder mit anderen zusammen sein, wenn ich heil bin.« Dies ist oft ein entwicklungshemmender Trugschluss, der Isolation und Depression noch befördert und alternative Lernerfahrungen und gesunde Entwicklung verhindert.

Arbeits- und Informationsmaterial

AB 77 Schatzkästchen

In der Aktion *Schatzkästchen* (für Gruppen- und Einzelsetting geeignet) stellen die Kinder fest, dass sie selbst Schätze sind. Sie können anderen Gutes tun und andere können von ihren Fähigkeiten profitieren. Für jede Fähigkeit und Eigenschaft legen sie einen Gegenstand in ein Schatzkästchen. Auf dem Arbeitsblatt notieren die Kinder ihre Fähigkeiten und Eigenschaften, die für andere hilfreich sein können.

AB 78 Interview: Meine Ichs

In dieser Intervention lernen die Kinder, ihre »starken« und »schwächeren« Seiten mittels eines Interviews besser kennen und zu differenzieren. Ziel ist es, beide Seiten zu kennen, diese zu akzeptieren und auch flexibler von einer zur anderen Seite gelangen zu können.

AB 79 Mein schwaches Ich

Das Arbeitsblatt erinnert die Kinder daran, dass es gut und normal ist, sich mal schwach zu fühlen. Sie malen ein Tier, das dazu passt.

AB 80 Mein starkes Ich

Das Arbeitsblatt erinnert die Kinder daran, dass es auch starke Seiten hat, die noch weiter gestärkt werden können. Sie malen ein Tier, das dazu passt, um die starken Seiten später schneller zu aktivieren.

AB 81 Mein »Starkes-Ich«-Training

In diesem Spiel können die Kinder im Gruppen- oder Einzelsetting Stärkepunkte sammeln, indem sie äußere Hinweise auf Stärke (Blick, Köperhaltung, Stimme) gezielt trainieren und einsetzen. Dafür werden die Hinweise zunächst erarbeitet.

AB 82 Nein-Geschichten

In der Übung für das Einzel- oder Gruppensetting werden die Kinder mithilfe von Geschichten für Grenzüberschreitungen sensibilisiert, in denen Kinder nicht überzeugend Nein gesagt haben. In der Therapie werden die Geschichten dann mit einem klaren Nein neu gespielt. Auf der Arbeitsblattseite für Kinder beschreiben sie ihre eigenen Nein-Geschichten, in denen ihnen ein »Nein« schwergefallen ist. Sie üben, wie ein Nein klarer gewesen wäre.

AB 83 Nein-Seil

Bei der Übung für das Einzel- oder Gruppensetting bekommen die Kinder ein Seil, das sie als Grenze um sich herum legen sollen. Sie oder andere Kinder versuchen dann, die Grenze zu überschreiten, das Kind soll diese verteidigen und übt somit ein klares Nein oder Stopp. Auf der Seite für Kinder notieren sie die Merkmale eines klaren Neins.

INFO 11 Soziales Selbstbewusstsein

Das Informationsblatt gibt Eltern bzw. Angehörigen einen Einblick, wie sie ihre Kinder zu einem sozialen Selbstbewusstsein verhelfen können, dass sich dadurch auszeichnet, dass Bedürfnisse von sich selbst und von anderen Berücksichtigung finden.

INFO 12 Einfach Nein sagen

Durch das Informationsblatt erhalten die Eltern praktische Tipps, um das Bedürfnis nach Struktur ihres Kindes durch klare Kommunikation zu befriedigen und überzeugend und klar Grenzen zu setzen.

AB 84 Klares NEIN

Das Arbeitsblatt fasst Verhaltenshinweise für ein »klares Nein« zusammen.

AB 85 Schönstes Nein

Das Arbeitsblatt hilft Eltern und Angehörigen, ihre »Nein-Sage-Fähigkeit« zu reflektieren und zu stärken.

AB 86 Geben und Nehmen

Eltern und Angehörige reflektieren auf diesem Arbeitsblatt, ob sie im Hinblick auf Bedürfnisse ausgewogen leben oder mehr dazu neigen, zu viel zu geben oder zu viel zu nehmen.

Schatzkästchen

- **Beschreibung:** Sie basteln mit den Kindern ein Schatzkästchen, mit all den Schätzen, die das Kind in sich trägt und die es für sich und andere nutzen kann. In einer Stunde basteln Sie mit dem Kind die Kästchen und zur nächsten Stunde soll das Kind von zu Hause Gegenstände mitbringen, die für die eigenen Stärken stehen.
- **Ziel:** Die Kinder merken, dass in ihnen Fähigkeiten stecken, die sie für sich und für andere nutzen können. Ihr Selbstbewusstsein wird gestärkt.
- **Dauer**: ca. 30 Minuten
- **Material**: Schatzkästen (z. B. Schuhkarton). Zum Dekorieren: Farben, Glitzer, Aufkleber, Stifte, Schere, Kleber ggf. Heißkleber, Gegenstände, die an die Fähigkeiten erinnern, sollen jeweils von zu Hause mitgebracht werden.

Die Übung erklären

»Sicher weißt du, was ein Schatz ist, oder? Er ist wertvoll, nicht jeder hat so was und man kann damit anderen eine Freude machen. Solche Schätze stecken auch in dir! In dir stecken Fähigkeiten und Stärken, die du für dich selbst, aber auch für andere nutzen kannst. Wenn du z. B. gut Fußball spielen kannst, macht dir das Spaß. Wenn du immer nur allein gegen die Wand kickst, kann das nett sein, aber schöner ist es, wenn du mit anderen spielst. Sie gewinnen vielleicht, weil du mitspielst, oder du kannst anderen sogar Fußball beibringen.

Wir basteln heute eine Schatzkiste, in die wir ganz viele Dinge tun, die du gut kannst, die für dich und für andere gut sind. Heute gestalten wir die Kiste richtig schön und nächste Woche bringst du Dinge mit, die wir da hineinlegen.«

Alternative Ideen / Ergänzungen

- Wenn Sie die Übung mit einer Gruppe machen, können auch andere Kinder Vorschläge machen, was in die jeweiligen Kisten kommen kann.
- Bitten Sie auch die Eltern, Vorschläge für Gegenstände zu machen.

Schatzkästchen

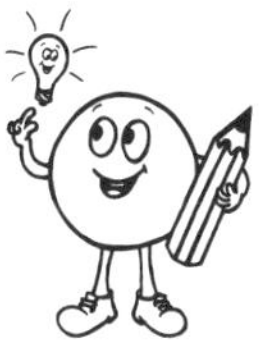

Das merk ich mir

Es gibt viele Dinge, die ich gut kann, die für mich und für andere gut sind.

Male alles in und um das Schatzkästchen, was du gut kannst.

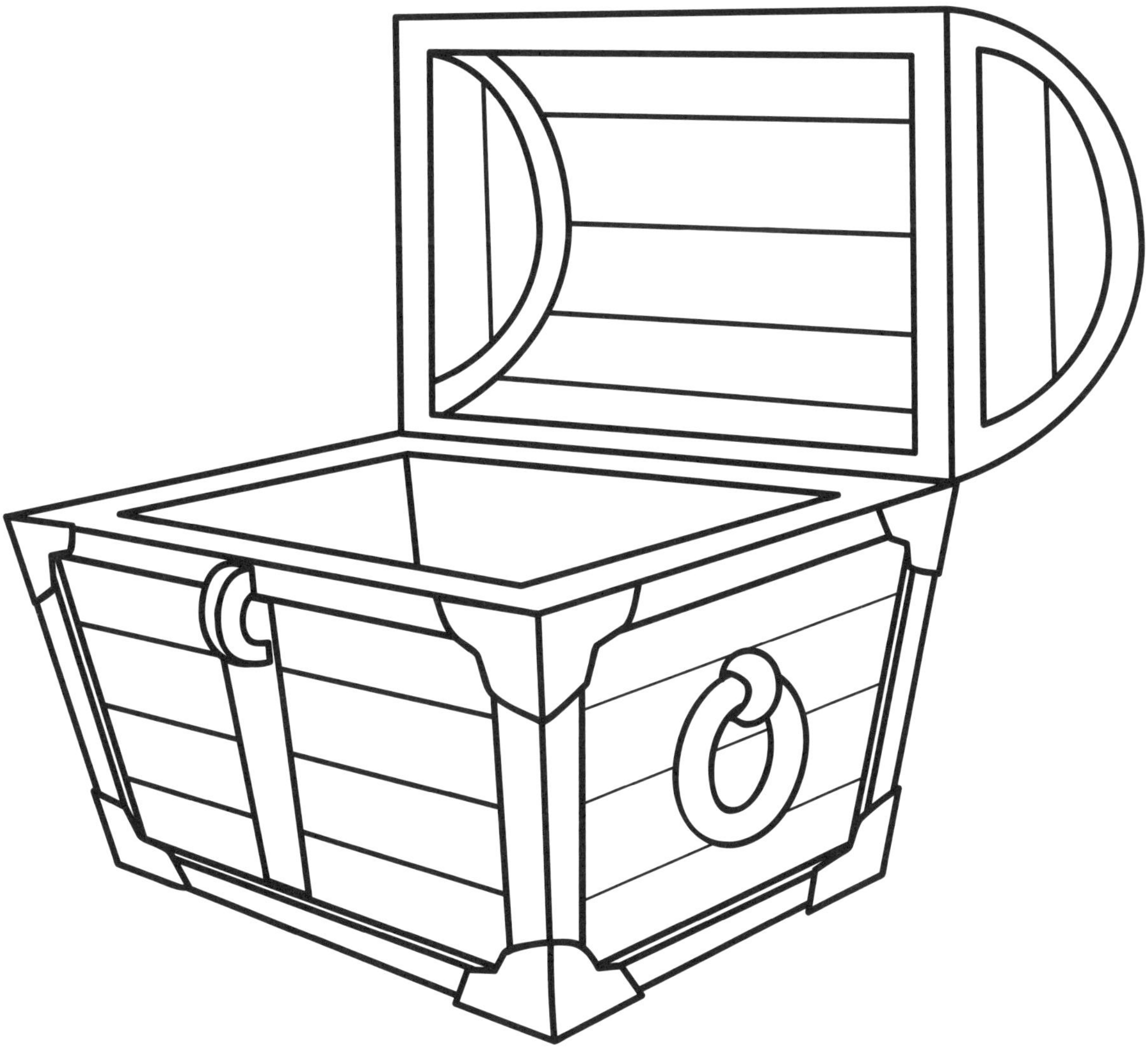

Interview: Meine Ichs

- **Beschreibung:** Sie führen das Konzept vom »starken Ich« und »schwachen Ich« ein. Beides sind Seiten unserer Persönlichkeit, die in unterschiedlichen Momenten stimmig sind und sich unterschiedlich zeigen und anfühlen. Durch das Interview »Meine Ichs« lernen Sie und das Kind die beiden Seiten des Kindes besser kennen und spüren nach, wie es sich anfühlt.
- **Ziel:** Das Selbstbewusstsein des Kindes wird gestärkt, indem es seine starken und schwachen Seiten besser kennenlernt und somit auch flexibler von der schwachen Seite in die Starke wechseln lernt.
- **Dauer**: ca. 30 Minuten
- **Material**: kleine Tierfiguren

Die Übung erklären

»Bestimmt kennst du es auch, dass man sich manchmal ganz gut und sicher fühlt und dann wieder ganz klein und schwach. Dann trauen wir uns gar nicht viel zu. Man kann sagen, es gibt ein schwaches Ich und ein starkes Ich. Beide stecken in allen von uns. Ich bin schon gespannt, deine beiden Ichs kennenzulernen.

Ich habe hier eine ganze Kiste mit Tieren. Such dir mal ein Tier aus, das zu deinem starken Ich passt, und eines, das zu deinem schwachen Ich passt. Ich habe auch eine Figur, die macht mal ein kleines Interview mit den beiden Ichs, okay?

Bevor wir beginnen: Warum hast du dir dieses Tier denn eigentlich ausgesucht?

[*Auf der Spielebene interviewen Sie dann das Tier:*] Hi, du bist also das schwache Ich. Schön, dich kennenzulernen. Darf ich dir ein paar Fragen stellen? [*Dann stellen Sie die Fragen, die auf der nächsten Seite dieses Arbeitsblatts stehen.*]

[*Zurück auf der realen Ebene:*] Spannend, nun habe ich schon viel erfahren … Lass uns mal beide so rumlaufen, als wäre das schwache Ich jetzt da. Wie fühlt sich das an?

Und nun das andere Tier: Warum hast du dir das ausgesucht?

[*Zurück auf der Spielebene interviewen Sie das andere Tier:*] Hi, du bist also das starke Ich. Schön, dich kennenzulernen. Darf ich dir auch ein paar Fragen stellen? [*Dann stellen Sie erneut die Fragen auf der zweiten Seite dieses Arbeitsblatts.*]

[*Zurück auf der realen Ebene:*] Toll, dass ich das starke Ich auch kennenlernen gelernt habe. Lass uns mal beide so rumlaufen, als wäre es jetzt da. Wie fühlt sich das an?«

Alternative Ideen / Ergänzungen

- Wenn Sie die Übung mit einer Gruppe machen, können sich die Kinder auch gegenseitig interviewen.
- Oder Sie machen ein Gruppeninterview, in dem erst alle ein Tier für das schwache Ich und dann eines für das starke Ich nehmen.
- Sie können auch alle anderen Figuren, Puppen oder Hand- / Fingerpuppen nehmen und die Kinder wählen lassen.

Interview: Meine Ichs

Interviewfragen: schwaches Ich

- In welchen Momenten tauchst du auf?
- Zeig mal, wie du dich bewegst! Wie fühlt sich das im Körper an? Wo spürst du das?
- Welche Gefühle gehören zu dir? Wie merkst du die?
- Welche Gedanken gehören zu dir? Was genau denkst du dann?
- Woran erkennen andere dich denn?
- Wenn du da bist, was würdest du am liebsten machen?
- Was brauchst du, damit es dir besser geht?
- Wer könnte dir helfen?
- Danke, dass ich dich kennenlernen konnte! Gibt es noch was, was ich von dir wissen soll?

Interviewfragen: starkes Ich

- Toll, dass es dich auch gibt!
- In welchen Momenten tauchst du auf?
- Zeig mal, wie du dich bewegst! Wie fühlt sich das im Körper an? Wo spürst du das?
- Welche Gefühle gehören zu dir? Wie merkst du die?
- Welche Gedanken gehören zu dir? Was genau denkst du dann?
- Woran erkennen andere dich denn?
- Wenn du da bist, was würdest du am liebsten machen?
- Was gefällt dir an dir?
- Warum mögen andere dich?
- Wie kannst du für andere da sein?
- Danke, dass ich dich kennenlernen konnte! Gibt es noch was, was ich von dir wissen soll?

Alternative Ideen / Ergänzungen

- Die Chance des Interviews auf der Spielebene mit den Tieren liegt darin, dass das Kind mehr ins emotionale Erleben der Emotion und des Körpergefühls kommt. Eruieren Sie dies jeweils auch detaillierter.
- Versuchen Sie, sich mit dem Kind in die Situation einzufühlen und nicht nur drüber zu sprechen.
- Wenn Sie es schaffen, nicht in der Vergangenheitsform über den jeweiligen Zustand zu sprechen, erlebt das Kind die Emotionen intensiver!
- Beginnen Sie mit dem schwachen Ich, damit sich das Kind beim starken Ich schon besser auskennt, noch mehr Stärke erlebt und sich diesen Zustand besser merkt.

AB 79 • K

Mein schwaches Ich

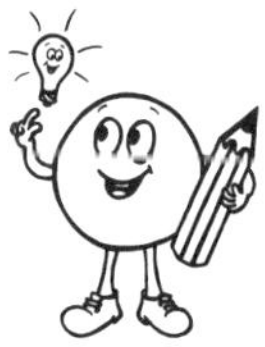

Das merk ich mir

Ich fühle mich, wie alle anderen Menschen auch, mal stark und mal schwach.

Male dein Tier für dein schwaches Ich:

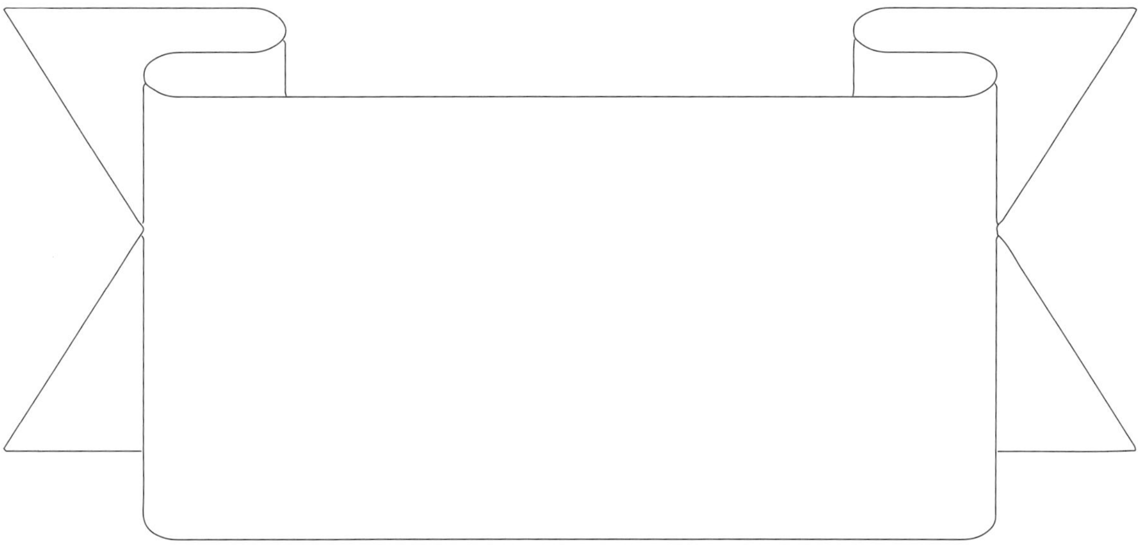

In diesen Momenten ist mein schwaches Ich da:

Ich erkenne es an:

So fühle ich mich:

Sowas denke ich dann:

Mein starkes Ich

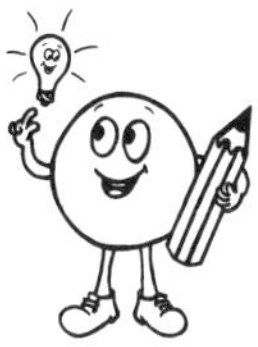

Das merk ich mir

Ich fühle mich, wie alle anderen Menschen auch, mal stark und mal schwach.

Male dein Tier für dein starkes Ich:

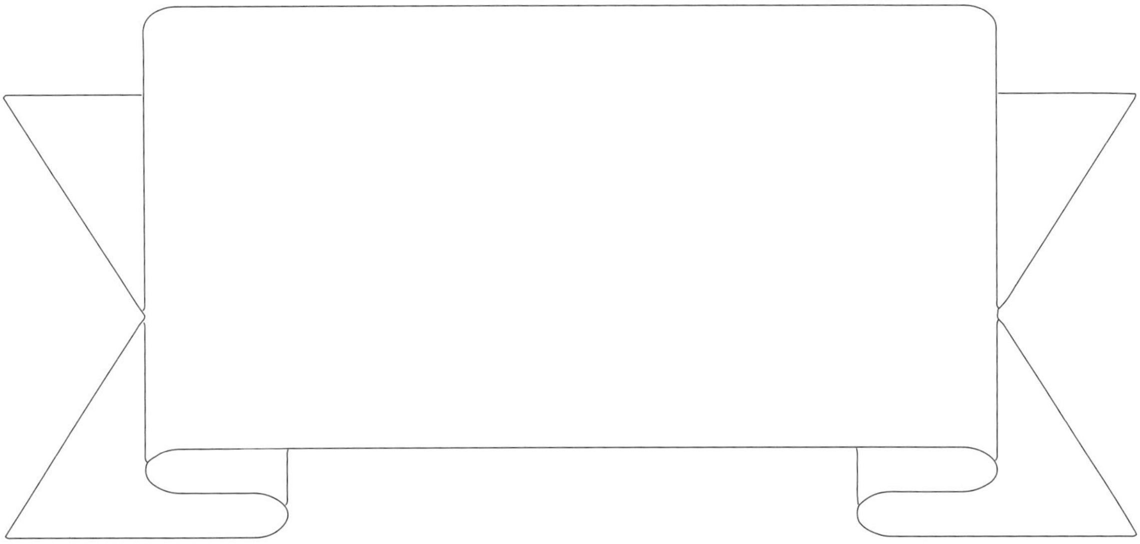

In diesen Momenten ist mein starkes Ich da:

....

Ich erkenne es an:

....

So fühle ich mich:

....

Sowas denke ich dann:

....

Mein »Starkes-Ich«-Training

- **Beschreibung:** Hier geht es um das starke Ich. Zunächst erarbeiten Sie die Merkmale des starken Ichs anhand von »Ratezetteln«. Die Kinder ordnen die Merkmale zu. Dann lassen Sie die Kinder durch das Training erleben, wie es sich anfühlt, sich selbstsicher in Gruppen zu verhalten. Jedes Kind darf das Training zum starken Ich absolvieren, indem es einige kleine Übungen macht: starke Sprache, starker Blick, starke Körperhaltung. Es kann dafür Stärkepunkte sammeln.
- **Ziel:** Selbstsicheres Auftreten wird durch die Übung gespürt, eingeübt und dokumentiert. Die Kinder können die Stärkepunkte mit nach Hause nehmen, sodass der Transfer in den Alltag leichter wird.
- **Dauer**: ca. 30 Minuten
- **Material**: Schere, Stärkepunkte (kleine Glasplättchen, Muscheln, Steine, Murmeln)

Die Übung erklären

»Wir wissen ja, dass wir alle starke und schwache Seiten haben. Heute könnt ihr Stärkepunkte sammeln, in dem ihr ein ›Starkes-Ich-Training‹ macht.

Woran kann man denn erkennen, ob sich jemand gerade stark oder schwach fühlt? Ja genau, an seinem Blick, an dem Körper und auch an der Art, wie die Person steht. Hier habe ich zwölf Zettel mit Hinweisen. Wir wollen die mal sortieren. [*Sie legen die ausgeschnittenen Ovale hin. Die kleinen werden den großen zugeordnet.*]

Wenn du nun im Training die sechs verschiedenen Sachen vom starken Ich gut vormachst, bekommst du jeweils einen Stärkepunkt.

[*Nun geht es los. In jeder Trainingsrunde stellen sich die Kinder einzeln vor mit ihrem Namen und Hobbys. In der ersten Runde lassen sie ihr ›schwaches Ich‹ sprechen und in der zweiten Runde ihr ›starkes Ich‹! Alle spielen nacheinander zuerst die schwachen Merkmale: Wie schaut man dabei, wie ist der Körper, wie ist die Sprache? Alle zuschauenden Kinder werden gefragt, welche der Merkmale sie gesehen haben.*]

Super, wir haben xy Merkmale gesehen! Du bekommst also xy Punkte.«

> **Wichtig**
>
> In dem Training geht es um …
> - den Blick: Lasst uns mal ausprobieren, wie »freundlich anschauen« geht.
> - die Körperhaltung: Wir stehen aufrecht und gerade.
> - die Sprache: Wir reden klar und deutlich.

Alternative Ideen / Ergänzungen

- Die starke Seite sollte immer zuletzt aktiviert werden.
- Wenn Sie die Übung in einer Gruppe durchführen, dann lassen die Kinder für jede Vorführung applaudieren.

Mein »Starkes-Ich«-Training

Starker Blick

Starke Sprache

Starke Körperhaltung

Mein »Starkes-Ich«-Training

Schwacher Blick

Schwache Sprache

Schwache Körperhaltung

Mein »Starkes-Ich«-Training

Ich schaue den anderen an	Ich schaue nach unten
Ich blicke freundlich	Ich schaue weg
Ich spreche klar	Ich spreche leise
Ich spreche deutlich	Ich spreche undeutlich
Ich stehe aufrecht	Ich stehe verkrampft
Ich stehe gerade	Ich stehe schlapp

Mein »Starkes-Ich«-Training

Schneide jeweils die richtigen Kugeln aus und klebe sie auf die richtige Stelle auf der nächsten Seite. Es müssen am Ende sechs sein.

✂

Ich blicke freundlich

Ich stehe verkrampft

Ich spreche undeutlich

Ich schaue nach unten

Ich spreche leise

Ich schaue weg

Ich spreche klar

Ich spreche deutlich

Ich schaue den anderen an

Ich stehe gerade

Ich stehe aufrecht

Ich stehe schlapp

Mein »Starkes-Ich«-Training

Das merk ich mir

Ich kann mein »starkes Ich« zeigen. Andere erkennen es an meinem Blick, meiner Stimme und meiner Körperhaltung.

Klebe die richtigen Punkte an die richtige Stelle und male den Blick, die Stimme und die Körperhaltung:

Mein starker Blick ist:

Mein starke Körperhaltung ist:

Meine starke Stimme ist:

Nein-Geschichten

- **Beschreibung:** Grenzüberschreitungen geschehen oft durch unklare und unsichere Kommunikation. Sie erzählen Kindern verschiedene »Nein-Geschichten«, schaffen ein Problembewusstsein und erarbeiten selbstsichere Reaktionsformen. Diese vertiefen Sie durch ein »Nein-Theater«.
- **Ziel:** Es wird ein Bewusstsein für eigene Grenzen und Grenzüberschreitung geschärft und sichere Kommunikation eingeübt.
- **Dauer**: ca. 50 Minuten
- **Material**: ausgeschnittene »Nein-Geschichten«

Die Übung erklären

»Ich habe hier ein paar Geschichten. Wer mag die mal vorlesen? [*Sie lassen zwei bis vier für das Alter passende Geschichten lesen oder lesen sie selbst vor.*]

Bei allen Geschichten gibt es das gleiche Problem. Fällt euch das auf? Richtig: Den Kindern fiel es schwer, Nein zu sagen. Lasst uns mal die einzelnen Geschichten abchecken. Was war da das Problem? Warum hat das eine Kind das andere nicht verstanden? Was kann das Kind, das nicht richtig Nein sagt, besser machen?

Nun wollen wir die Geschichten mal neu spielen, sodass sie besser gelöst sind. Wir beginnen mit der ersten. Wer hat eine Idee für gute Lösungen? Ich spiele das Kind, das zu viel will, und du spielst das Kind, das jetzt besser Nein sagen kann, okay?

Solche Geschichten habt ihr sicher auch schon mal erlebt. Erzählt mal. Wir können die auch lösen und nachspielen.«

Alternative Ideen / Ergänzungen

- Sie können die Geschichte auch mit Figuren nachspielen lassen.
- Sie können vorher auch die Ausgangssituation spielen lassen und das Gefühl eruieren, dass bei Grenzüberschreitung geschieht. Wichtig ist, das neue Gefühl dann zu verstärken.
- Es können auch nur die eigenen Geschichten gelöst und gespielt werden.

Nein-Geschichten

Beispielgeschichten zum Vorlesen oder Ausschneiden:

Johann und Justus kämpfen im Spiel als Piraten miteinander. Es ist lustig, sie lachen. Aber dann tut es Justus weh. Er sagt »Stopp«, aber lacht weiter. Johann hört nicht auf.

Julia und Tom tauschen Sammelkarten. Julia will unbedingt eine Karte von Tom. Er sagt ein paarmal leise: »Nee, die will ich nicht wegtauschen.« Sie fragt immer weiter, bis er irgendwann nachgibt.

Auf der Klassenreise wollen Silvies Freundinnen den Jungs einen Streich spielen. Silvie mag das nicht – aber sie will auch nicht uncool sein. »Ich weiß nicht …«, sagt sie ein paarmal. Dann macht sie mit.

Sandra und Livi spielen Arzt. »Darf ich mal deinen Po untersuchen?«, fragt Livi. Sandra findet das komisch und sagt, sie müsse gleich nach Hause. Livi fasst aber trotzdem ihren Po an.

Sam hat das Passwort von seinen Eltern geknackt und will heimlich auf dem Tablet zocken. Sein Bruder Jim hat Angst vor den Eltern. Er macht ihm vorsichtig Gegenvorschläge. Sam zockt trotzdem und Jim dann auch.

Frieda steht auf Pete. Pete schreibt: Schick mir mal Fotos von dir im Bikini! Frieda ist sich unsicher und macht es erstmal nicht. Pete schreibt dann aber, wie schön sie sei. Daraufhin schickt sie ihm die Bilder.

Nein-Geschichten

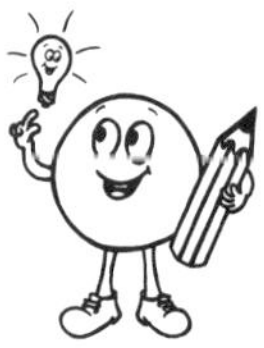

Das merk ich mir

Nein sagen ist manchmal schwer! Ich kann meine Nein-Geschichten lösen, wenn ich klarer Nein sage.

Male oder schreibe deine Nein-Geschichten.

Hier fiel es mir schwer, Nein zu sagen:

So kann ich in Zukunft Nein sagen:

AB 83 • T

Nein-Seil

- **Beschreibung:** Sie stärken selbstsicheres Auftreten, welches vor Grenzüberschreitungen und Verletzungen schützt. In der »Nein-Seil«-Übung lernen die Kinder in unterschiedlichen Situationen, mithilfe eines Seiles ihre Grenzen klar und deutlich zu vertreten und zu verteidigen. Das Seil dient der Veranschaulichung und die Kinder dürfen es hinterher mitnehmen.
- **Ziel:** Klare selbstbewusste Kommunikation wird gefördert. Das Seil erleichtert den Alltagstransfer.
- **Dauer**: ca. 30 Minuten
- **Material**: Schere, Seil (ca. 3–5mm, kann als Meterware gekauft werden, alternativ Springseile oder etwas breitere Wolle)

Die Übung erklären

»Ich habe hier ein Seil. Ein Nein-Seil. Lasst uns mal verschiedene Situationen überlegen, in denen ihr gerne klarer Nein gesagt hättet. Stellt euch mal hin und legt das Seil vor euch. Wie eine Schutzmauer. Ich versuche mal in eure Schutzmauer einzudringen. Ihr verteidigt sie und sagt Nein! Bei wem darf ich mal versuchen, in die Schutzmauer vorzudringen?

[*Sie übertreten kurz das Seil des Kindes, das sein Einverständnis gegeben hat.*]

Wie war das? Wie hat sich das angefühlt? Was habt ihr anderen gesehen? Wie kann das Nein noch klarer ausgesprochen werden? Willst du das Seil noch anders legen? Lasst es uns nochmal machen. Und du sagst klarer NEIN! Zu einem klaren NEIN gehört:

- aufrechter Körper
- laute, deutliche Sprache
- direkter Blickkontakt
- ernstes Gesicht
- eine Handbewegung

Die Seile dürft ihr mitnehmen, sie helfen euch beim Nein-Sagen!

Alternative Ideen / Ergänzungen

- Das Seil kann unterschiedlich nahe am Kind liegen. Das Kind verändert die Grenze so, dass es sich gut fühlt.
- Sie überschreiten die Grenze nur, wenn das Kind es erlaubt hat.
- Sie passen Ihr Tempo dem jeweiligen Kind an.

AB 84 • K

Klares NEIN

Das merk ich mir

Ich kann NEIN sagen und werde es weiter üben.

Male dich neben die Pfeile, wie du NEIN sagst:

Ich gucke in die Augen.

Ich schaue sehr ernst.

Ich rede laut und deutlich.

Meine Hand zeigt Stopp.

Ich stehe fest und gerade.

INFO 11 • E

Soziales Selbstbewusstsein

Soziales Selbstbewusstsein hilft, um sich unter Menschen sicher und wohl zu fühlen. Mit einem gesunden, sozialen Selbstbewusstsein kennt und nutzt man die eigenen Stärken nicht nur für sich, sondern auch für andere. Die eigenen Schwächen dürfen sein und helfen uns, Unterstützung von anderen in Anspruch zu nehmen. So wächst eine gute Gemeinschaft, die auch in Krisen trägt.

Übersicht

Kinder mit einem gesunden, gestärkten und sozialen Selbstbewusstsein …
- ▶ kennen und akzeptieren eigene Stärken,
- ▶ kennen und akzeptieren eigene Schwächen,
- ▶ nutzen ihre Stärken für sich und andere,
- ▶ sind mit sich zufrieden,
- ▶ verbreiten Zufriedenheit,
- ▶ können bei Bedarf um Hilfe bitten,
- ▶ helfen anderen,
- ▶ können Nein sagen und auf sich achten,
- ▶ haben ein gesundes soziales Netz,
- ▶ sind in Krisen gut abgesichert.

Stärken Sie Ihr Kind:

(1) Fördern Sie die eigene Meinung des Kindes (auch wenn es mal nicht Ihre ist).
»Super, dass du deine eigene Meinung hast – wir müssen nicht das gleiche gut oder schlecht finden!«

(2) Unterstützen Sie klares und deutliches Sprechen.
»Toll, man kann dich richtig gut verstehen, wenn du so laut und deutlich sprichst!«

(3) Fördern Sie Gegenseitigkeit.
»Ich freue mich, dass ihr euch abwechselt. Mal entscheidest du, was ihr spielt, mal dein Freund!«

Wichtig • Ich und du

Es sollte immer beides gestärkt werden: Das Selbst und das Gegenüber.
- ▶ Wer sich fast nur um sich selbst kümmert, verliert soziale Beziehungen und wird einsam.
- ▶ Wer sich fast nur um andere kümmert, verliert sich selbst und kommt zu kurz.

Einfach Nein sagen

Wichtig

Nein-Sagen kann vor Grenzüberschreitungen und Verletzungen schützen. Zusätzlich gibt es Klarheit und Sicherheit. Menschen, die gut Nein sagen können, sind selbstsicherer und werden auf Dauer mehr respektiert. Trotzdem fällt es vielen schwer. Wir haben Angst vor Ablehnung oder Diskussionen. Oft wird ein Nein nicht akzeptiert, was daran liegen kann, dass wir uns nicht sicher sind und es nicht deutlich ausgesprochen haben.

Überzeugend Nein sagen:
- Ihr Körper ist aufrecht.
- Ihre Sprache laut und deutlich.
- Sie schauen Ihr Gegenüber an.
- Ihr Gesicht ist ernst und passt zum Inhalt.
- Sie unterstreichen das Nein mit Gestik, z. B. einer Handbewegung.

Warum sich Nein sagen schwer anfühlt:
- Ihr Kind will erstmal kein Nein hören.
- Ihr Kind macht erstmal, was es will.
- Sie bekommen ein schlechtes Gewissen.
- Sie fragen sich, ob Sie Ihrem Kind schaden.

Warum Nein sagen gut ist und Ihr Kind trotzdem profitiert:
- Das Bedürfnis nach Orientierung wird befriedigt.
- Ihr Kind erlebt Halt und Sicherheit.
- Ihr Kind merkt, dass es Ihnen nicht egal ist, was es tut.
- Ihr Kind lernt, selbst Nein zu sagen.
- Ihr Kind ist gut geschützt.
- Ihr Kind respektiert Sie und Ihr Nein.
- Wenn Sie gut Nein sagen können, ist das Ja umso wirksamer.
- Freuen Sie sich gemeinsam über das, was Sie bejahen können.

Wichtig • Auf die Dosis kommt es an

Sagen Sie nur dann Nein, wenn es notwendig ist. Dann, wenn für Ihr Kind, für Sie oder die Umgebung Gefahr besteht. So behält ein Nein seine Überzeugungskraft. Manchmal hat man als Eltern keine Kraft. Erlauben Sie sich und Ihrem Kind dann Ausnahmen. Wenn Sie schon wissen, dass Sie es nicht schaffen, beim Nein zu bleiben, ist es möglicherweise besser, ausnahmsweise mal etwas zu erlauben, was sonst tabu ist.

AB 85 • E

Schönstes Nein

Wichtig

Leben Sie Ihren Kindern gutes Nein-Sagen vor! Auch wenn das Kind es erstmal doof findet, ein Nein zu hören. Letztendlich hilft es allen und Sie erfüllen damit auch wichtige Grundbedürfnisse Ihres Kindes.

Wie geht es Ihnen damit, Nein zu sagen?

	ja	Nein
Nein zu sagen fällt mir schwer.	☐	☐
Ich habe dabei Angst, dass andere mich nicht mehr mögen.	☐	☐
Mein Nein ist klar und deutlich.	☐	☐
Wenn ich Nein sage, bleibe ich auch dabei.	☐	☐
Wenn ich Nein sage, schaue ich auch ernst.	☐	☐
Mein Nein wird respektiert.	☐	☐
Nach einem Nein habe ich ein schlechtes Gewissen.	☐	☐
Mit einem Nein schade ich der Beziehung zu meinem Kind.	☐	☐
Ein Nein gibt meinem Kind Sicherheit.	☐	☐

Was sind für Sie die größten Herausforderungen?

....

Wo wollen Sie in Zukunft mehr Nein sagen?

....

Wo wollen Sie in Zukunft weniger Nein sagen?

....

Wie können Sie Ihr Nein noch stärken?

....

AB 86 • E

Geben und Nehmen

> **Wichtig**
>
> Alle sind gestärkt, wenn Geben und Nehmen ausgeglichen sind. Viele Eltern geben aber mehr, als sie nehmen! Wie sieht es mit Ihnen aus? Wenn es Ihnen gut geht, geht es auch Ihrem Kind gut. Wenn Sie um Hilfe bitten und Hilfe annehmen, lernt Ihr Kind das auch.

	ja	**Nein**
Ich helfe lieber.	**G**	**N**
Ich lasse mir lieber helfen.	**N**	**G**
Um Hilfe bitten fällt mir schwer.	**G**	**N**
Ich bitte viel um Hilfe.	**N**	**G**

Fragen für »G«ebende Eltern
An welcher Stelle könnte ich Unterstützung gebrauchen?

....

Wen könnte ich um Hilfe bitten?

....

Warum sollte mein Kind das mitbekommen?

....

Fragen für »N«ehmende Eltern
An welcher Stelle könnte ich andere unterstützen?

....

Wer könnte gerade Hilfe gebrauchen?

....

Warum sollte mein Kind das mitbekommen?

....

11 Prosoziales Verhalten

Dreifacher Profit von sozialem Engagement

Prosoziales Verhalten ist längst nicht nur für die profitierende Zielgruppe gewinnbringend. Soziales Engagement ist sinnstiftend, selbstwertfördernd, Gemeinschaft stiftend und bietet enormes Potenzial, Grundbedürfnisse zu erfüllen, eigene soziale Kompetenzen sowie den eigenen Horizont zu erweitern.

Man kann von dreifachem Profit sprechen: Die Zielpersonen des Engagements, die Personen, die sich engagieren und die Gesellschaft profitieren. Dankbarkeit steigert die Lebensqualität und wirkt ansteckend. In einem Kontext, der anders als die Gesellschaft weniger von Konkurrenz und Erfolg geprägt sein muss, können persönliche Fähigkeiten entdeckt, angstfrei entfaltet und weiterentwickelt werden.

Soziales Engagement fördert Selbstwirksamkeitserleben. Menschen merken, dass sie das Leben von anderen Menschen, Tieren und Natur positiv verändern und somit die Welt ein kleines bisschen verbessern können. Somit gewinnt eigenes Leben an Sinn. Menschen, die gemeinsam Gutes tun und sich für eine übergeordnete Sache einsetzen, erleben tiefe Gemeinschaft und ein Zusammengehörigkeitsgefühl, das auch durch Krisenzeiten trägt.

Therapiebegleitendes soziales Engagement

Wie einige andere psychotherapieferne Aktivitäten (z. B. Bewegung / Sport) wäre auch therapiebegleitendes soziales Engagement eine sehr sinnvolle Ergänzung von Therapie, zu der wir Patient:innen motivieren sollten.

Herausforderungen von sozialem Engagement

Auch soziales Engagement muss gut organisiert sein. Besonders dort, wo Menschen sich mit »ganzem Herzen« einbringen, besteht auch Konfliktpotenzial und die Möglichkeit zu Enttäuschung. Dies sollte wie andere Herausforderungen als Entwicklungschance begleitet werden. Auch hier haben Menschen die Möglichkeit, die Erfahrung zu machen, dass Überwinden und Dranbleiben sich lohnen kann.

Wichtig • Chance von »sekundärer Bedürfnisbefriedigung«

Sekundäre Bedürfnisbefriedigung kann das Phänomen benannt werden, das entsteht, wenn Menschen eigene Bedürfnisse (z. B. nach Schutz und Sicherheit) zunächst zugunsten von anderen zurückstellen und ihre eigenen Fähigkeiten und Stärken für andere Menschen oder andere »höhere Ziele« einsetzen. Sekundär merkt der Mensch aber, dass andere persönliche Bedürfnisse, z. B. nach Beziehung und Selbstwertsteigerung, dadurch befriedigt werden. Diese standen zunächst nicht im Fokus, sind dann aber beglückend.

Ehrenamtliches Engagement

Hier nur eine Auswahl an Orten, an denen Kinder, Familien und Einzelpersonen sich engagieren können:

- Tierheim
- Umweltschutz
- Flüchtlingsheim
- Müll sammeln
- Kirche
- Kindergruppen
- Ferienfreizeiten
- Pfadfinder
- Feuerwehr
- Schulsanitätsdienst
- Pflegeheime
- Hospizdienste
- Parteien
- Sportvereine
- Heimatvereine
- Seniorentreffs
- Tierschutz
- Kinder-Ferienbetreuung
- Nachbarschaftshilfe
- Selbsthilfegruppen
- Verschönerungsvereine
- Entwicklungshilfe
- Auslandsprojekte
- Schulprojekte
- Nothilfe
- Technisches Hilfswerk
- Kriseninterventionsdienste
- Sorgentelefon
- …

> **Wichtig • Vermittlungsstellen**
>
> Sowohl online als auch in jeder größeren Stadt gibt es Vermittlungsstellen für ehrenamtliches Engagement. Vieles kann aber auch in eigener Initiative gestartet und durchgeführt werden.

Arbeits- und Informationsmaterial

AB 87 Projekt: Da staunst du

In der Aktion planen Sie mit den Kindern im Gruppen- oder Einzelsetting ein Projekt, in dem andere Menschen zum Staunen gebracht werden. Die Kinder erleben, dass es sich lohnt, anderen eine Freude zu machen. Auf dem Kinder-Arbeitsblatt reflektieren die Kinder ihre Erfahrungen des Projekts und machen die Erfahrung, dass sie hilfreich sein können für andere und es befriedigend und sinnstiftend sein kann, anderen zu helfen.

AB 88 Aktion: Geheimer Freund

Bei der Aktion im Gruppensetting erhalten die Kinder die Aufgabe, jeweils einer anderen Person der Gruppe eine Freude zu machen. Dies wird über einige Wochen gemeinsam geplant und dann durchgeführt.

INFO 13 Prosoziales Verhalten

Durch das Informationsblatt werden Eltern bzw. Angehörige darüber informiert, wie entwicklungsfördernd und sinnstiftend prosoziales Verhalten ist.

AB 89 Familienprojekt

Mit dieser Aktion werden die Familien ermutigt, ein prosoziales Familienprojekt zu planen und gemeinsam durchzuführen. Der familiäre Zusammenhalt wird sinnstiftend gestärkt.

Projekt: Da staunst du

- **Beschreibung:** Sie planen mit dem Kind gemeinsam ein Projekt, das andere Menschen zum Staunen bringen soll. Sie überlegen, welche Menschen eine freudige Überraschung brauchen könnten. Planen Sie das Projekt und setzen Sie es gemeinsam um.
- **Ziel:** Das Kind merkt, dass es dazu beiträgt, dass es anderen Menschen besser geht. Es kann selbstwirksam etwas verändern und somit Sinnhaftigkeit erleben.
- **Dauer**: ca. 50 Minuten Vorbereitung plus Durchführung
- **Material**: Stift und Papier zum Planen

Die Übung erklären

»Für heute und die nächste Zeit habe ich mir was Besonderes ausgedacht: Wir wollen ein Projekt machen, das heißt: Da staunst du! Wir wollen andere Menschen zum Staunen bringen, indem wir ihnen irgendeine kleine Freude machen, mit der sie nicht rechnen.

- Welche Menschen fallen dir ein, die wir überraschen könnten?
- Wer fällt dir ein, der oder die vielleicht besonders traurig, allein oder hilflos ist?
- Was könnte diesen Menschen eine Freude machen?
- Lass uns mal überlegen, was wir alles brauchen, damit wir unseren Plan umsetzen können.
- Was müssen wir vorbereiten?
- Wen und was brauchen wir dafür?
- Wann können wir beginnen?«

Alternative Ideen / Ergänzungen

- Wenn Sie die Übung mit einer Gruppe machen, können die Kinder auch kleine Untergruppen bilden und mehrere kleine Projekte starten.
- Je nach Alter der Kinder sollten Sie möglichst viel in Eigenregie planen, organisieren und durchführen.
- Behalten Sie im Blick, dass die Projektideen realistisch umsetzbar und weder zu kostenintensiv noch zu aufwendig sind.

Projekt: Da staunst du

Projektplanung

Für wen plant ihr das Projekt?

....

Was brauchen die Personen?

....

Was genau habt ihr vor?

....

....

Was braucht ihr dafür?

☐ .... ☐ .... ☐ ....

☐ .... ☐ .... ☐ ....

☐ .... ☐ .... ☐ ....

Wann startet ihr?

....

Wer macht was?

Name: .... Aufgaben: ....

Name: .... Aufgaben: ....

Name: .... Aufgaben: ....

Name: .... Aufgaben: ....

Was könnten für Probleme auftauchen?

....

Wie könnt ihr damit umgehen?

....

Warum wird die Welt durch euer Projekt ein bisschen besser?

....

Projekt: Da staunst du

Hier nur eine Auswahl an Projekten, die Kinder durchführen können:

- eine Karte schreiben und jemanden schicken, der oder die gerade krank ist
- ein Bild malen und an die älteste Person schicken, die die Kinder kennen
- Müll sammeln
- Kekse backen und Bedürftigen schenken
- mit Tieren Gassi gehen
- Unkraut jäten
- Kuchen backen und der Tafel anbieten
- Kuchen verkaufen und Geld einem guten Zweck spenden
- für kranke Menschen einkaufen
- Musik machen und auf der Straße aufführen
- etwas basteln und verschenken
- Mülltonnen rausbringen
- gute Wünsche in die Briefkästen der Nachbarn werfen
- Steine bemalen, verkaufen und Geld spenden
- Spendenlauf organisieren und durchführen
- Pfandflaschen sammeln und Geld spenden
- Flohmarkt für einen guten Zweck
- Nachbarschaftsfest
- Straßenflohmarkt
- …

Wichtig • Direkte oder indirekte Hilfe?

Indirekte Hilfe sind Aktionen, in denen die Kinder für einen guten Zweck Geld sammeln.

- Manchmal ist indirekte Hilfe über Spenden einfacher zu organisieren.
- Indirekte Hilfe birgt weniger Enttäuschungspotenzial.
- Organisieren Sie Prospektmaterial, wohin Kinder gesammeltes Geld spenden können.

Direkte Hilfe erfordert immer Kontakt von Ihnen zu den Personen, für die Hilfe gedacht ist. Oft ist es für die Betroffenen zunächst ungewohnt, Hilfe zu erhalten. Besprechen Sie vorab mit den zuständigen Personen (Pflegeheim, Tafel, Tierheim …):

- Schildern Sie das Vorhaben der Kinder und den Sinn dahinter.
- Ist das Projekt erwünscht?
- Gibt es andere Wünsche?
- Was sollte bedacht werden?
- Wie sollen die Einrichtungen reagieren (danken, aber sich zu nichts verpflichtet fühlen)?

Projekt: Da staunst du

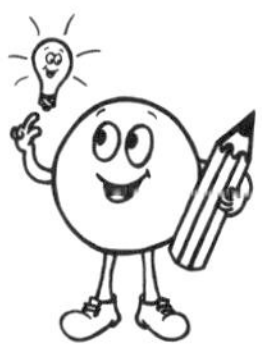

Das merk ich mir

Ich habe ein echt tolles Projekt gemacht. Damit ist die Welt ein bisschen besser geworden.

Schreibe oder male, was dein Projekt war:

Diese Menschen haben sich gefreut:

Was hat dir am meisten gefallen?

Wie hat es sich für dich angefühlt, etwas Gutes zu tun?

Du kannst stolz sein auf dich! Erzähle anderen, was ihr gemacht habt. Vielleicht machen die dann auch etwas Gutes, denn du bist ein super Vorbild!

Aktion: Geheimer Freund

- **Beschreibung:** Sie planen in der Gruppe eine Aktion, die sich über ca. vier Sitzungen erstreckt. Jedes Gruppenmitglied zieht den Namen eines anderen Gruppenmitgliedes, der aber nur Ihnen und dem jeweiligen Kind bekannt ist. Das Kind plant für seinen geheimen Freund eine kleine Überraschung, die es in den kommenden Wochen durchführt.
  - Woche 1: Namen ziehen und Vorlieben des »geheimen Freundes« überlegen
  - Woche 2: Jedes Kind erzählt, was es gerne mag
  - Woche 3: Planung der Überraschung
  - Woche 4: Durchführung
- **Ziel:** Die Kinder betrachten die anderen Kinder aufmerksamer. Sie merken, dass sie anderen Kindern eine Freude machen können und lernen zu planen.
- **Dauer**: ca. 10 Minuten pro Sitzung (4 Sitzungen)
- **Material**: Namenszettel

Die Übung erklären

»In den nächsten vier Wochen wird es spannend. Unsere Aktion heißt: Geheimer Freund! Ihr zieht heute einen Namen eines anderen Kindes. Für dieses Kind denkt ihr euch eine kleine nette Überraschung aus, die das Kind dann in ein paar Wochen bekommt. Heute wollen wir mal überlegen, was das für kleine Überraschungen sein könnten. Sie sollen kein Geld kosten. Was fällt euch ein?«

[*Woche 1:*] »Nun ziehen wir die Namen und ihr macht euch schon ein paar Gedanken, worüber sich euer geheimer Freund freuen könnte. Die könnt ihr mir ins Ohr flüstern und wir notieren sie dann.«

[*Woche 2:*] »Heute kann jedes Kind mal erzählen, über was es sich freuen würde. Ihr hört natürlich gut hin, weil ihr Tipps bekommt, was ihr machen könnt.«

[*Woche 3:*] »Heute plant jedes Kind für sich und ich komme rum und höre oder helfe.«

[*Woche 4:*] »Heute bekommt ihr eure Überraschung!«

Alternative Ideen / Ergänzungen

- Halten Sie immer auch Ideen für die Kinder bereit, die beim vierten Tag vielleicht leer ausgehen, weil ein Kind nicht da ist.
- Falls den Kindern oder Ihnen nichts einfällt: Bild malen, zum Spielen nach Hause einladen, Karte schreiben, Freundschaftsband basteln, Kekse backen, Tauschkarte von sich schenken …

Aktion: Geheimer Freund

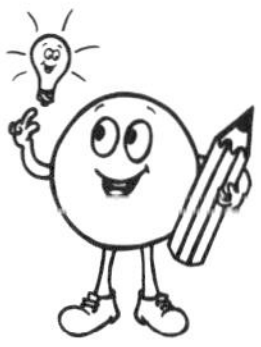

Das merk ich mir

Ich kann anderen eine Freude machen, dafür kann ich etwas planen.

Schreibe oder male, was du denkst.

Woche 1: Welche Ideen kommen dir?

Woche 2: Was hast du von deinem geheimen Freund erfahren?

Woche 3: Was planst du? Was brauchst du alles?

Woche 4: Wie hat's geklappt?

Was ist daran schön, jemanden eine Freude zu machen?

INFO 13 • E

Prosoziales Verhalten

Sich ehrenamtlich zu engagieren, bietet Riesenchancen für tolle Erfahrungen, bessere Gemeinschaft und mehr Freude und Sinn im Leben. Es profieren immer direkt verschiedene Menschen:

- diejenigen, die sich engagieren: Sie merken, dass sie was erreichen können. Das stiftet Sinn und macht zufrieden.
- diejenigen, denen geholfen wird: Sie merken, dass andere für sie da sind.
- die Gemeinschaft unter den Helfenden oder in der Familie
- die Gesellschaft: Freude und Zusammenhalt wachsen, das kann niemand kaufen oder bezahlen.

Durch prosoziales Verhalten bekommen wir:

- Zufriedenheit
- Entwicklung der eigenen Stärken
- Sinn im Leben
- das Wissen, das wir wichtig für andere sind
- gute Gemeinschaften
- Menschen, die uns selbst auch mal helfen können
- Ablenkung
- neue Ideen
- Erfahrungen fürs Leben
- Selbstbewusstsein
- Glück
- Aufbau sozialer Kompetenzen

Wichtig • Es lohnt sich doch: Chance von »sekundärer Bedürfnisbefriedigung«

Sekundäre Bedürfnisbefriedigung bedeutet, dass sich manches erst beim zweiten Blick lohnt. Manchmal sind wir so mit der eigenen Familie beschäftigt, dass wir denken, wir könnten uns auf keinen Fall noch um andere kümmern. Manchmal stimmt das auch. Dann ist Pause dran. Aber manchmal kann ein soziales Familienprojekt auch alles verändern und eigene Probleme lösen.

Sekundäre Bedürfnisbefriedigung entsteht, wenn Menschen oder Familien eigene Bedürfnisse (z. B. nach Ruhe, Schutz und Sicherheit) zunächst zugunsten von anderen zurückstellen und ihre eigenen Fähigkeiten und Stärken für andere Menschen oder andere »höhere Ziele« einsetzen. Später merken sie, dass andere persönliche Bedürfnisse (z. B. nach Beziehung und Selbstwertsteigerung) dadurch befriedigt werden und ursprüngliche Probleme sich leichter lösen lassen. Damit hatten sie dann gar nicht gerechnet.

AB 89 • E

Familienprojekt

> **Wichtig**
>
> Ein soziales oder gesellschaftliches Familienprojekt kann Ihren Familienalltag bereichern und Ihre Gemeinschaft untereinander deutlich verbessern. Sich für andere einzusetzen, bietet für alle Chancen.

Schritt 1: Familienrat
Überlegen Sie gemeinsam, für wen oder was Sie sich engagieren wollen. Die Kinder sollen die ersten Vorschläge machen. (Greifen Sie nur ein, wenn die Ideen nicht realistisch sind.)

....

....

Schritt 2: Entscheidung
Dieses Projekt wollen wir angehen:

....

Schritt 3: Organisation
Das muss alles gemacht und geplant werden: (Lassen Sie wieder die Kinder die ersten Gedanken nennen.)

....

....

Schritt 4: Aufgaben Verteilung
Wer macht was? Die Kinder dürfen als erstes sagen, was sie machen wollen. Sie organisieren den Rahmen.

....

....

Schritt 5: Durchführung
Nehmen Sie sich alle Zeit und führen Sie das Projekt zusammen aus. Wie hat es geklappt?

....

....

Schritt 6: Feiern Sie!
Feiern Sie Ihre tolle Familie, Ihr Projekt! Tauschen Sie sich aus, was gut war, wer sich worüber gefreut hat …

Literatur

Aron, E. (1999). The Highly Sensitive Person's Workbook. New York: Broadway Books.

Bandura, A. (1991). Sozial-kognitive Lerntheorie. Stuttgart: Klett-Cotta.

Batthyany, A. (2016). Wir stecken in einer seelisch geistigen Armutskrise. URL: https://kurier.at/wissen/wir-stecken-in-einer-seelisch-geistigen-armutskrise/222.468.502 Zugriff am 11.08.2023

Cannon, W.B. (1915). Bodily changes in pain, hunger, fear, and rage. New York: Appleton-Century-Crofts.

DeWall, C.N., Pond, R.S., Campbell, W.K. & Twenge, J.M. (2011). Tuning in to Psychological Change: Linguistic Makers of Self-focus, Loneliness, Anger, Anti-social Behavior, and Misery Increase Over Time in Popular US Song Lyrics. Psychology of Aestetics, Art and Creativity, 5(3), 200–207.

Dornes, M (1997). Die frühe Kindheit. Entwicklungspsychologie der ersten Lebensjahre. Frankfurt am Main: Fischer.

Görlitz, G. (2017). Psychotherapie für Kinder und Jugendliche (Leben Lernen, Bd. 174): Erlebnisorientierte Übungen und Materialien (9.Aufl.). Stuttgart: Klett-Cotta.

Graaf, P. (2016). Schematherapie. Mit Bedürfnissen, Emotionen und Modi arbeiten. Kartenset mit 56 Bildkarten. Weinheim: Beltz.

Grawe, K. (2004). Neuropsychotherapie. Göttingen: Hogrefe.

Grossmann, K.E. & Grossmann, K. (2003). Bindung und menschliche Entwicklung. John Bowlby, Mary Ainsworth und die Grundlagen der Bindungstheorie. Stuttgart: Klett-Cotta.

Hédervári-Heller, É. (2011). Emotionen und Bindung bei Kleinkindern. Weinheim: Beltz.

Jung, C.G. (1921). Psychologische Typen. Zürich: Rascher.

Langmeier, J. & Matějček, Z. (1977). Psychische Deprivation im Kindesalter: Kinder ohne Liebe. München: Urban & Schwarzenberg.

Loose, C., Graaf, P. & Zarbock, G. (Hrsg.). (2013). Schematherapie mit Kindern und Jugendlichen. Weinheim: Beltz.

Loose, C., Graaf, P. & Zarbock, G. (Hrsg). (2015). Störungsspezifische Schematherapie mit Kindern und Jugendlichen. Weinheim: Beltz.

Maslow, A.H., Geiger, H. & Maslow, B.G. (1993). The Farther Reaches of Human Nature (Compass). New York: Penguin Arkana.

Phung, J., Penner, M., Pirlot, C. & Welch, C. (2021). What I Wish You Knew: Insights on Burnout, Inertia, Meltdown, and Shutdown From Autistic Youth. Frontiers in Psychology, 12. URL: https://doi.org/10.3389/fpsyg.2021.741421 Zugriff am 11.08.2023

Power, M. (2018). Help me. Picador: Macmillan Publishers International.

Reddeman, L. (2007). Imagination als heilsame Kraft. Zur Behandlung von Traumafolgen mit ressourcenorientierten Verfahren (Leben Lernen 141). Stuttgart: Klett-Cotta.

Rowland, L. & Curry, O.S. (2019). A range of Kindness Activities Boosts Happiness. Journal of Social Psychology, 159(3), 340–343.

Ryan, R.M. & Deci, E.L. (2017). Self-determination theory: Basic psychological needs in motivation, development, and wellness. New York: Guilford.

Ryan, R.M. & Deci, E.L. (2022). Self-Determination Theory. In F. Maggino (Ed.), Encyclopedia of Quality of Life and Well-Being Research (pp. 1–7). New York: Springer.

Sacks, R.J. (2020). Morality Restoring the Common Good in Devided Times. Israel: Maggid.

Schär Gmelch, M. & Steinebach, C. (2015). Überblick: Grundbedürfnisse bei Kindern, Jugendlichen und Familie. In M. Schär Gmelch & C. Steinebach (Hrsg.), Resilienzfördernde Psychotherapie für Kinder und Jugendliche: Grundbedürfnisse erkennen und erfüllen (S. 16–42). Weinheim: Beltz Juventa.

Schmitman gen. Pothmann, M. (2010). Kinder brauchen Freunde – Soziale Fertigkeiten fördern. Gruppentherapie für Kinder mit AD(H)S und anderen Verhaltensauffälligkeiten. Stuttgart: Klett-Cotta.

Sunstein, C. (2011). Going to Extremes. Oxford: Oxford University Press.

Susemihl, F. (Hrsg.). (1929). Aristotelis politica. Editio altera correctior. Leipzig: Teubner.

Twenge, J. (2017). I Gen: Why today's super-connected Kids are growing up less rebellious, more tolerant, less happy – and completely unprepared for Adulthood. New York: Atria Books.

Young, J.E., Klosko, J.S. & Weishaar, M.E. (2003). Schema therapy. New York: Guilford.

Young, J.E., Klosko, J.S. & Weishaar, M.E. (2005). Schematherapie. Ein praxisorientiertes Handbuch. Paderborn: Jungfermann.

Zarbock, G., Loose, C. & Graaf, P. (2013). Grundlagen der Anwendung von Schematherapie bei Kindern und Jugendlichen, In C. Loose, P. Graaf & G. Zarbock (Hrsg.), Schematherapie mit Kindern und Jugendlichen. Weinheim: Beltz.

Zimbardo, P.G. & Gerrig, J. (1999). Psychologie. Heidelberg: Springer.

Bildnachweis

Illustrationen Kugelies: A.M.

Weitere Illustrationen:
S. 28: Neliakott
S. 67: FrankRamspott
S. 77: Stockyarder
S. 97: rambo182
S. 99: Seva Petrov
S. 103: kornkun
S. 105: lineartestpilot
S. 111: Moto-rama
S. 121: derGriza
S. 133: lineartestpilot
S. 141: Bezvershenko
S. 156: eduardrobert
S. 157: chrupka
S. 167: Nanashiro
(alle: Getty Images)